实用结肠镜学

Practical Colonoscopy

第 2 版

主 编 龚 均 董 蕾 王进海

编 者 (以姓氏笔画为序)

万晓龙 马师洋 王 燕 王亚涛

王进海 王深皓 厉英超 田俊斌

史海涛 庄 坤 刘 欣 李 红

李雪荣 邹百仓 宋亚华 张 莉

赵 平 赵 刚 姜 炅 秦 斌

贾 皕 郭晓燕 龚 均 董 蕾

程 妍 鲁晓岚 楚有良 戴 菲

世界图书出版公司

西安 北京 广州 上海

图书在版编目(CIP)数据

实用结肠镜学/龚均,董蕾,王进海主编. —2版. —西安:世界图书出版西安有限公司,2018.6(2024.1重印)
ISBN 978 - 7 - 5192 - 4634 - 1

Ⅰ.①实… Ⅱ.①龚…②董…③王… Ⅲ.①结肠—内窥镜检 Ⅳ.①R574.620.4

中国版本图书馆 CIP 数据核字(2018)第 115126 号

书　　名	实用结肠镜学
	SHIYONG JIECHANGJINGXUE
主　　编	龚　均　董　蕾　王进海
责任编辑	马元怡　岳姝婷
装帧设计	新纪元文化传播
出版发行	世界图书出版西安有限公司
地　　址	西安市高新区锦业路 1 号都市之门 C 座
邮　　编	710003
电　　话	029 - 87233647(市场营销部)
	029 - 87235105(总编室)
传　　真	029 - 87279675
经　　销	全国各地新华书店
印　　刷	陕西龙山海天艺术印务有限公司
开　　本	889mm×1194mm　　1/16
印　　张	9.75
字　　数	260 千字
版　　次	2018 年 6 月第 2 版　2024 年 1 月第 4 次印刷
国际书号	ISBN 978 - 7 - 5192 - 4634 - 1
定　　价	100.00 元

医学投稿　xastyx@163. com ‖ 029 - 87279745　029 - 87274035
☆如有印装错误,请寄回本公司更换☆

第1版前言

　　2007年，我们编写了一本《实用胃镜学》，深得读者喜爱，读者反映比较实用，并希望我们再编一本《实用结肠镜学》。大肠（包括直肠、结肠）疾病很常见，如肠息肉、肠癌及炎症性肠病等，也属常见病、多发病，结肠镜检查在这些疾病的诊断中起着重要作用。结肠镜检查在国内基层医院已在逐渐普及，我科常有基层医院医生进修学习结肠镜检查技术，我们在带教过程中深感缺乏一本实用教材。另一方面，一些大肠疾病（如息肉、早癌）也可以结肠镜下进行治疗，患者可省去"开刀"之苦。在本书的编写过程中，我们结合临床工作实际，参考国内外资料，不但涉及各种常见大肠病的镜下诊断特征，也介绍了常用结肠镜下治疗方法，如息肉切除、黏膜切除术、黏膜下剥离术等。

　　本书编写采用简明扼要的文字配以图片，使读者对疾病的结肠镜下诊断和治疗步骤一目了然。随着科学技术的进步，一些新的检查技术也陆续登场。本书中对放大结肠镜、窄带结肠镜检查等也作了简要介绍，供读者参考。

　　需要强调的是结肠镜检查技术较胃镜检查稍为复杂，大肠全长150~180 cm，必须遵循"循腔进镜"原则，即看到肠腔在直视下进镜，以免造成肠穿孔等严重并发症。另外，熟练操作是减少患者痛苦和避免并发症的唯一方法。

　　本书由西安交通大学医学院西北医院（第二附属医院）和西安市中心医院消化科的医生们共同编写。在编写过程中得到日本神户大学附属医院森田圭纪和藤原昌子医生的大力支持，他们提供了很多宝贵和清晰的图片，使本书增色不少，在此表示衷心感谢。本书适合结肠镜进修生使用，也可作为消化科医生和全科医生的参考书。由于编者水平所限，书中不足之处在所难免，敬请专家、同道和广大读者批评指正，以便今后改进。

龚　均　董　蕾

2010 年 5 月

第2版前言

自 2010 年第 1 版《实用结肠镜学》问世以来，又经过了 7 个春秋。这期间医学又有了新的发展，电子结肠镜在我国基层医院得到普及，一些新设备例如超声内镜也在结肠疾病诊断中得到广泛应用。编者认为有必要对第 1 版的部分内容进行更新。

随着新型结肠镜清晰度的提高，本书对大部分图片予以更新，以使图像更清晰。在结肠镜检查方法上，由于以往注气肠镜检查过程中会引起患者腹痛、腹胀等不适，影响检查操作，甚至是患者拒绝检查的一个主要原因。除可在全身麻醉状态下进行结肠镜检查外，近年来有学者提出"注水结肠镜检查法"，认为可以减轻患者痛苦，该方法被国内外部分医生用于临床，本书对此也做了介绍，但该技术尚需广大内镜医生摸索经验。新型结肠镜大多带有电子染色功能，对提高微小病灶的诊断率有很大帮助，本书对内镜窄带成像术、激光染色等做了介绍，增加了超声结肠镜检查的内容，简明扼要地介绍了超声内镜在常见结肠疾病的表现和特点，供读者参考。

微创治疗已被医患双方广泛接受，多种结肠疾病也开展了微创治疗，例如 EMR、ESD 等，近年来开展的内镜下逆行阑尾炎治疗术为新的一种微创治疗急性阑尾炎的治疗方法，本书对此做了介绍。很多基层单位都开展了结肠镜下治疗。本书对常见病如息肉的治疗，更是做了详细介绍，包括息肉的冷、热切除法、内镜下黏膜切除术（EMR）、内镜黏膜下剥离术（ESD）切除法等。尽管微创治疗操作简便、创伤小，但仍有一定的风险性，希望各级医生能严格按照卫计委规定分级管理进行。

本书为便于读者对各种治疗有更直观的认识，对常用治疗方法包括大肠息肉摘除术、大肠出血的止血方法、结肠黏膜切除术、结肠黏膜剥离术、大肠狭窄的扩张治疗和支架置入术、结肠镜下逆行阑尾炎治疗术等都制作了视频资料。

尽管编者尽力对本书进行更新，但错误和不足仍在所难免，敬请同道和广大读者多提宝贵意见。

龚　均　董　蕾　王进海

2018 年 5 月

目 录

第1章 概 论 /1

第1节 结肠镜检查的适应证和禁忌证 /1

一、适应证 /1

二、禁忌证 /1

第2节 术前准备 /2

一、病情准备 /2

二、知情同意 /2

三、器械准备 /2

四、饮食准备 /2

五、肠道准备（清洁肠道） /2

六、术前用药 /3

七、肛门指检 /4

第2章 检查方法和技巧 /5

第1节 操作要点 /5

一、患者体位 /5

二、医生操作要点 /5

三、内镜插入法 /5

附：注水结肠镜检查法 /13

第2节 观察方法 /13

第3节 特殊结肠镜检查法 /17

一、化学染色肠镜 /17

二、电子染色肠镜 /21

三、放大结肠镜检查 /31

第4节 超声内镜检查 /34

第5节 无痛结肠镜检查 /41

第3章 常见病的诊断 /44

第1节 实用大肠解剖知识 /44

第2节 正常大肠形态 /45

第3节 大肠常见病 /47

一、大肠息肉 /47

二、大肠良性肿瘤 /54

三、感染性大肠炎 /59

四、炎症性肠病 /60

五、大肠血管瘤及其他血管畸形 /64

六、结肠憩室 /67

七、缺血性结肠炎 /69

八、肠结核 /70

九、放射性肠炎 /72

十、大肠类癌 /73

十一、大肠癌 /74

十二、大肠淋巴瘤 /81

十三、结肠气囊肿病 /82

十四、结肠黑变病 /83

十五、门脉高压性结肠病 /85

十六、大肠白塞病 /87

十七、结肠淋巴管囊肿 /88

十八、结直肠 Dieulafoy 病 /88

十九、其他大肠病变 /90

第4章　结肠镜检查的并发症 /98

第5章　常用内镜治疗仪器介绍 /100

第1节　高频电治疗仪 /100

一、高频电治疗原理 /100

二、仪器简介 /101

三、高频电治疗的注意事项 /101

四、高频电治疗的副作用 /103

五、高频电在内镜治疗中的临床应用 /103

第2节　氩气刀治疗仪 /103

一、氩气的特点及作用原理 /103

二、仪器简介 /104

三、氩气刀的临床应用 /104

四、氩气刀治疗的副作用 /106

第3节　微波治疗仪 /106

一、作用原理 /106

二、仪器简介 /107

三、微波特点 /107

四、微波凝固治疗的副作用 /107

五、临床应用 /108

六、微波的使用禁忌 /108

第4节　消化内镜外科工作站 /108

一、氩等离子体凝固的操作模式 /109

二、氩等离子体凝固治疗的适应证 /109

三、氩等离子体凝固的工作特点 /109

第6章　常用结肠镜下治疗 /110

第1节　大肠息肉摘除术 /110

第2节　大肠出血的止血治疗 /120

第3节　内镜下黏膜切除术 /120

第4节　内镜黏膜下剥离术 /126

第5节　大肠狭窄的扩张治疗及支架
置入术 /132

第6节　结肠镜下逆行阑尾炎治疗术 /136

第7章　软式结肠镜的清洗消毒 /139

附录一：结肠镜检查知情同意书 /147

附录二：结肠镜下治疗知情同意书 /148

注：　该节配有视频。扫描二维码观看视频。

第1章 概　论

大肠疾病在消化道疾病中占重要地位，仅凭病史及体征难以做出全面、准确的判断。纤维结肠镜检查于20世纪70年代初传入我国，1975年后国内很多医院相继开展此项检查。80年代美国Welch-Allyn公司率先研制出了电子内镜，使内镜技术跨入了电子时代，现已广泛应用于临床。

第1节　结肠镜检查的适应证和禁忌证

一、适应证

1.原因未明的便血或持续粪潜血阳性者；

2.有下消化道症状，如慢性腹泻、长期进行性便秘、大便习惯改变，腹痛、腹胀、腹块等诊断不明确者；

3.X线钡剂灌肠检查疑有回肠末端及结肠病变者，或病变不能确定性质者；

4.X线钡剂灌肠检查阴性，但有明显肠道症状或疑有恶性变者；

5.低位肠梗阻及腹块，不能排除结肠疾病者；

6.不明原因的消瘦、贫血；

7.需行结肠镜治疗者，如结肠息肉切除术、止血、乙状结肠扭转或肠套叠复位等；

8.结肠切除术后，需要检查吻合口情况者；

9.结肠癌手术后，息肉切除术后及炎症性肠病药物治疗后需定期结肠镜随访者；

10.肠道疾病手术中需结肠镜协助探查和治疗者；

11.需行大肠疾病普查者。

二、禁忌证

1.严重心肺功能不全、休克、腹主动脉瘤、急性腹膜炎、肠穿孔等均属绝对禁忌证。

2.下列各项为相对禁忌证。

（1）妊娠、腹腔内广泛粘连及各种原因导致肠腔狭窄者、慢性盆腔炎、肝硬化腹水、肠系膜炎症、肠管高度异常屈曲及癌肿晚期伴有腹腔内广泛转移者等，如果必须检查时，由有经验的术者小心进行。

（2）重症溃疡性结肠炎，多发性结肠憩室患者应看清肠腔进镜，勿用滑进方式推进结肠镜。

（3）曾做腹腔尤其盆腔手术、曾患腹膜炎以及有腹部放疗史者进镜时宜缓慢、轻柔，发生剧痛则应终止检查，以防肠壁撕裂、穿孔。

（4）体弱、高龄病例以及有严重的心脑血管疾病、对检查不能耐受者，检查时必须慎重。

（5）肛门、直肠有严重化脓性炎症或疼痛性病灶，如肛周脓肿、肛裂等，对检查不能耐受者，检查时必须慎重。

（6）小儿及精神病或不能合作者不宜施行检查，必要时可在全麻下施行。

（7）妇女月经期一般不宜做检查。

第2节 术前准备

术前准备是进行结肠镜检查的前提条件，术前准备是否充分、良好，直接关系结肠镜检查的成功和效果。如果肠腔中残留的粪水和粪块过多，一些细小和表浅的黏膜病变极易被粪水遮盖，不仅影响对结肠黏膜的观察，容易漏诊病灶，还会造成插镜困难，增加并发症的发生率。因此，可以说术前准备实际上就是结肠镜检查的一部分，必须得到足够的重视。

一、病情准备

术前应充分了解病情，包括详细的病史、体格检查、生化检查和钡剂灌肠等其他影像学资料，了解有无凝血障碍及是否应用抗凝药物，了解有无药物过敏及急、慢性传染病等，如怀疑此类疾病则需要先进行相关实验室检查以判断有无结肠镜检查的适应证和禁忌证。如果怀疑有结肠畸形、狭窄等，通常先做钡剂灌肠检查，以了解肠腔形状。

二、知情同意

由于结肠镜检查和治疗存在一系列并发症，因此应向患者说明检查目的和可能出现的问题，征询其同意并签署知情同意书。交代注意事项及配合检查时的体位。向患者做好解释工作，解除其思想顾虑和紧张情绪，以便取得其配合，保证检查成功。

三、器械准备

检查光源主机工作状态是否良好；结肠镜各方向角度能否达到标准；送气送水功能是否正常；各种检查和治疗附件是否准备妥当；吸引、吸氧和监护设备是否正常；各种急救药品是否齐备等。

四、饮食准备

检查前 1~2d 进低脂、细软、少渣的半流质饮食，严重便秘的患者应在检查前 3d 给予缓泻剂或促动力药以排出结肠内潴留的大便。检查当日禁食早餐，糖尿病患者、老年人或不耐饥饿者可适当饮用含糖水及饮料。

五、肠道准备（清洁肠道）

清洁肠道是检查成功的先决条件，结肠镜检查的成败，肠道的清洁程度是关键之一。国内学者近 30 年的体会是服泻药致泻最为重要，如果未泻而行清洁灌肠，即使高位灌肠 3~4 次，也常于右侧结肠尤其是升结肠积有粪便，影响进镜与观察病变。

目前清洁肠道的方法众多，各有其特点。常用的方法有以下几种。

（1）番泻叶法 术前 1d 取番泻叶 20~30g 置于大的容器内用开水冲泡后分次喝入，直至排出大便如清水为止。该方法虽然简便，但是患者服用番泻叶后腹痛发生率增高，同时导致结肠黏膜有不同程度的充血发红，干扰术者对结肠疾病的判断，现已逐步被其他方法代替。

（2）甘露醇法 检查前 2~3h 将 20% 甘露醇 250mL 于 15min 内喝完，接着 30min 内饮糖水或糖盐水 1000mL，随后在 1h 内再饮 1000mL 糖盐水。常于服药后 0.5~1h 内开始排便，直至排出清水后即可检查。甘露醇入小肠后不被吸收而提高肠液的渗透压，导致渗透性腹泻，开始为糊状便，继而排出粪水，最后为清水。本法清洁肠道的效果同电解质液，且饮水量小，易为患者接受，但是甘露醇在大肠内可被细菌分解产生可燃性的氢气，如果行高频电凝术有引起爆炸的危险，不适于高频电治疗的肠道准备。如果行高频电、激光及微波治疗时，术前应反复用 CO_2 等惰性气体在肠道内置换，对电凝肠段反复抽气、注气 10 余次以置换出氢气，则可以保证安全。如肠内积水较多，注气时易产生气泡影响观察，注气时镜头离开液面或在甘露醇液中加入除泡剂常可避免。

（3）硫酸镁法 检查前 2~3h 饮 50% 硫酸镁 50~60mL，接着于 30min 内饮糖盐水 1000~2000mL，饮完不久即可腹泻，直至排出大便如清水样可进行检查。硫酸镁少量吸收后对心血管以及眼内压有影响，甚至可致心脏骤停、体温不升等危险，限制了其广泛使用。

（4）聚乙二醇（PEG）法 PEG 具有很高的分子质量，在肠道内既不被水解也不被吸收，因而在肠液内产生高渗透压，形成渗透性腹泻。将 PEG20~30g 溶入 2000~3000mL 水中，于术前 4h 口服，直至排出液清亮为止。也可将 PEG 加入电解质液中以提高渗透压，如复方聚乙二醇电解质散由 PEG 和电解质组成，PEG 每次 2~3 袋溶于电解质溶液中，可减少饮水量至 2000mL，患者易于接受。该法清洁肠道需时短，饮水量少，对肠道刺激少，一般不引起水、电解质失衡。但是肠道内残留黄色液体较多，部分形成黄色泡沫，影响视觉效果。

（5）开塞露灌肠法 开塞露主要用于直肠、乙状结肠检查的肠道准备。临检查前用开塞露（甘油加少量山梨醇，每支 10mL 或 20mL）2~4 支直接注入直肠内，尽量忍耐片刻后排便，90% 病例可满意观察直肠及全乙状结肠，甚至降结肠。如果仍有积粪可再用 1~2 支注肠，常可完成检查。

（6）便秘患者清洁肠道法 便秘患者于检查前进低脂、少渣半流质、流质饮食 1~2d，术前 1d 晚餐后服酚酞 2 粒，或饮 50% 硫酸镁 50~60mL、蓖麻油 25~30mL，可排出部分积便；检查当日清晨选上述一种口服清肠液彻底清洁肠道。如果仍不理想，可立即再饮清肠液或重新准备。

六、术前用药

结肠镜检查的术前用药对保障顺利插镜、仔细观察及寻找病变、准确活检和精细的内镜下治疗均十分重要。对一些精神紧张的患者术前用药还有助于减少痛苦，更好地配合检查。

1. 解痉药

解痉药可抑制肠蠕动，解除痉挛，有利于插镜及寻找病变、活检及内镜下治疗。于检查前 10~15min 肌注山莨菪碱 20mg 或丁溴东莨菪碱 10mg，作用时间 20~30min。如果术中需要稳定肠管可随时肌注或静注。对青光眼、前列腺肥大或近期发生尿潴留者忌用，可改用维生素 K_3 8~16mg 肌注或硝苯地平 10mg 舌下含服代替。

近年来国内一些学者插镜时常不给解痉药，以防肠管松弛不利于抽气缩短肠祥；肠祥松弛冗长、纡曲，增加插镜的困难，尤其老年患者。但对肠易激综合征或患有容易引起结肠痉挛疾病的患者，仍以应用为好。

2. 镇静、镇痛药

随着插镜技术的提高，插镜痛苦已明显减少，国内已很少应用镇痛药。仅对少数精神紧张、耐受性差或病情需要者，术前肌肉注射地西泮 10mg 或静脉推注 5~10mg。个别患者可酌情肌肉注射地西泮 5~10mg 加哌替啶 25~50mg。用镇痛药时术者应时刻警惕因疼痛阈升高，患者对穿孔前的剧痛感觉迟钝，术者如继续进镜，就有导致穿孔或浆膜撕裂的危险，尤其是有肠管粘连或有溃疡的病例。因此，对有乙状结肠、横结肠粘连或该肠段有较深溃疡的病例尽量不用哌替啶类强镇痛药；如用强镇痛药时最好由经验丰富的医生操作。

3. 麻醉药

（1）全身麻醉 近年来国内外一些医院提倡无痛检查法，即在全身麻醉状态下进行结肠镜检查。通过静脉注射有镇静作用或麻醉作用的药物，使患者舒适、安静，呈浅麻醉状态，对镜检过程遗忘，达到无痛苦检查的目的；这种方法增加了患者的依从性，并方便检查医生的操作和诊断，提高了检查成功率。一般常用药物为异丙酚加芬太尼。但全麻下的结肠镜检查是在毫无反应状态下插镜，以至在肠管过度伸展状态下仍强行插入极易发生穿孔、浆膜撕裂及大出血，因此应严格掌握适应证，插镜动作要轻柔。

对 5~6 岁以下的小儿也主张应用全麻。常用氯氨酮 4~6mg 肌肉注射，可迅速进入麻醉状态。本药具有使用方便、苏醒早、不良反应小、安全可靠等优点。对可能合作的年长儿可在亲人安抚下联合肌肉注射山莨菪碱、地西泮及哌替啶（按小儿体重换算剂量）常可满意完成检查及息肉切除。

（2）肛管麻醉　临插镜前用 1%~2%丁卡因或 4%或 8%利多卡因棉球塞入肛管内 2~3min，以麻醉敏感的肛管，此举可减轻镜身对肛管刺激产生的不适及疼痛，特别是对伴有肛管部位炎症等病变需行结肠镜检查者尤为重要。

七、肛门指检

肛门指检对了解肛门直肠情况、松弛和润滑肛门、减轻插镜时肛门疼痛均十分重要，尤其是对于有痔疮的患者。肛门指检还可以防止盲目插镜导致肛门损伤、出血。

（刘　欣）

第 **2** 章　检查方法和技巧

第 1 节　操作要点

一、患者体位

插镜前患者换上清洁开裆裤，先取左侧屈膝卧位或左侧身体前倾卧位（图 2-1A、B），结肠镜通过乙状结肠后根据需要可改为仰卧位，仰卧位时被检者应抬起右脚搭在左膝盖上，以免妨碍操作。必要时术中可采取右侧屈膝卧位以利于顺利插镜。

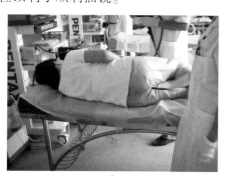

A

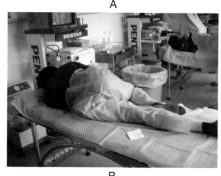

B

图 2-1　患者体位

A 左侧屈膝卧位；B 左侧前倾卧位

二、医生操作要点

1. 确认监控画面，内镜送气、送水及负压吸引无故障。

2. 用硅油涂抹镜身（勿涂在镜头前，以免影响视线）。

3. 左手持内镜操作部，用拇指调节上下、左右旋钮，检查是否灵活。

4. 右手或助手持镜身，手持部位距肛门约 20cm（图 2-2）。

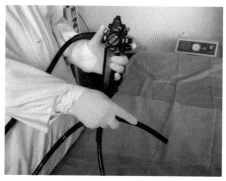

图 2-2　医生持镜方法

三、内镜插入法

（一）插镜基本原则

大肠由直肠、结肠和盲肠组成，全长 150～180cm，其中乙状结肠和横结肠由于有宽阔的系膜游离于腹腔内，有很大的伸缩性，因此镜检时长度不恒定，短者仅 70cm，伸展时可达

180cm。目前使用的结肠镜的有效长度在130cm左右，只要遵循以下原则，一般都可顺利到达回盲部。

（1）循腔进镜结合滑进　直视下循腔进镜最为安全，但因肠管痉挛、弯曲致肠腔不能完全呈现在视野内，术者必须掌握"找腔"的要领，即通过退镜、调钮、旋转镜身等方法寻找管腔。但由于弯曲部常只见部分肠腔或斜行的肠壁，此时应将头端调向肠腔走行方向，沿斜坡腔壁滑向深处（滑进），视野中可见肠黏膜后移，手感阻力不大可继续进镜，常滑进数厘米后重见肠腔。因滑进带有盲目性，有一定危险，应短程滑进，对重度溃疡性结肠炎、憩室、腹腔内粘连病例应慎用，以免引起穿孔。特别是初学者宜循腔进镜，少用滑进。

（2）少注气　注气过多不仅会出现腹胀、腹痛，更重要的是肠管增粗、伸长、变硬和折叠，原钝角弯曲变为锐角。这时不仅进镜困难，而且易致肠壁裂伤、穿孔。因此，进镜中随时抽出过多气体至肠腔微胀的程度，使肠管柔软、缩短、伸直和弯曲变钝，这是提高插镜成功率的关键。

（3）钩拉肠袢　进镜中多采用钩拉肠袢，抽气退镜，取直肠袢的方法，可使肠袢取直，弯角变钝。此外，进镜过程中经常变换体位，可减少进镜的阻力，有助于进镜。当镜身在乙状结肠、横结肠弯曲成袢致进镜困难时，则需防袢。防袢常用方法：由助手手法按压弯曲部，去弯取直（图2-3，图2-4）。

（4）急弯变慢弯，锐角变钝角　这是插镜的最基本的原则。

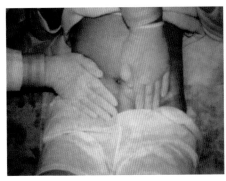

图2-3　乙状结肠防袢压迫部位

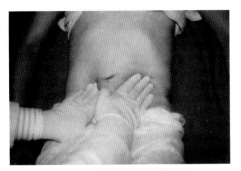

图2-4　横结肠防袢压迫部位

（二）退镜观察原则

结肠镜检查不追求退镜速度，退镜时应仔细观察每个结肠袋内的黏膜，特别是在弯曲肠段，极易漏诊弯曲部位后结肠袋或结肠皱襞内的病灶。因此，结肠镜检查即使是非常有经验的内镜医生也可能漏诊病变。退镜速度过快是漏诊病变的主要因素，有研究显示退镜时间<8min，漏诊病变的机会便明显增加。常易成盲区的部位如图2-5所示。

按如下要领操作可减少漏诊：

（1）反复进退　内镜到达回肠末端或盲肠后，详细观察，缓慢退镜，边退镜边观察各段的结肠黏膜，防止因退镜时肠管快速滑落而遗漏病变，如果肠管快速滑脱应再次进镜观察滑脱的肠管，防止漏诊。

（2）回旋钩拉　结肠结构特点是由结肠袋相连而成，袋口的直径小于结肠袋最大直径，因此即使在充气状态，由于有袋口皱襞的遮

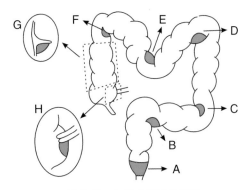

图2-5　常易成盲区的部位

A：直肠中段右侧；B：乙状结肠；C：乙状结肠-降结肠交界部的弯曲处降结肠侧；D：脾曲横结肠侧；E：横结肠中央；F肝曲升结肠侧；G：升结肠半月皱襞内侧；H：回盲瓣下唇的盲肠侧

挡，结肠镜也不能完全看清袋内的黏膜。为全面观察结肠黏膜，应将内镜前端调整为弯曲状态，绕过结肠袋口并左右回旋检查每一个结肠袋。在弯曲肠段可利用内镜前端钩拉袋口皱襞，使弯曲角度变钝，便于内镜的回旋观察。

（3）"U"形反转　"U"形反转常用于观察直肠下端及直肠肛管交界处，由于存在增加穿孔的危险，因此其他部位较少应用此技术。在反转前先要在直肠注气，使直肠充分扩张以留下足够的空间供内镜反转，注气不充分容易在进行反转操作时导致直肠穿孔。

（4）分段吸气　结肠的整个长度较长，吸气时内镜前端肠段会塌陷并关闭，在弯曲部位更明显，因此内镜退至直肠时无论如何不可能吸净全结肠的气体。正确方法是检查完一段肠段退至弯曲部位前吸净前段结肠内的气体，再进行下一肠段的检查。这样分段检查、分段吸气就能够吸净结肠内所注的大部分气体，以减轻术后腹胀。

（5）检查记录　检查中应分段摄取各部位的典型图片，如有病变，摄取的图片必须反映病变的部位特征和大体病理特征。摄影时应保持内镜视野清楚及目标部位清洁，必要时用清水反复冲洗以获取高质量的清晰图像。病变部位的摄像应在活检前进行。

（三）双人操作法

常规结肠镜检查由术者、助手完成。术者操作结肠镜，指挥助手进退及操作（图2-6A）。

患者于检查台上取左侧卧位，先做直肠指诊了解有无痔、肿物及肠腔狭窄。如有脱出痔核，最好用手指按压复位（图2-6B）。插镜时，助手右手握持弯角部距镜头 20 cm 处，将镜头放在肛门左侧或前侧，用食指按压镜头滑入肛门。

1. 通过直肠及直肠-乙状结肠移行部

结肠镜向肛门插入进入直肠后立即少量注气并稍退镜身，看清肠腔后进镜，可见距肛门约5、8、10cm各有一直肠横皱襞相互交错（图2-7A、B）。循腔进镜越过直肠横皱襞，插镜约15cm可见到屈曲处半月形皱褶，即直肠、乙状结肠移行部

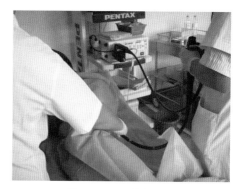
图 2-6A　双人操作法

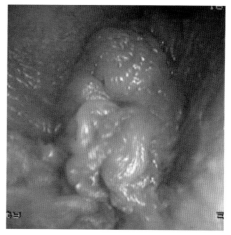
图 2-6B　脱出的痔核

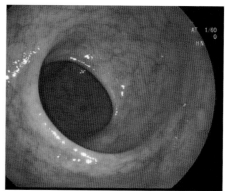
A

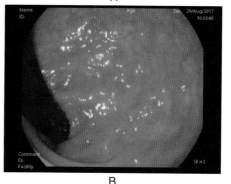
B
图 2-7　直肠形态
A. 直肠内的横皱襞　B. 反转法看直肠

(图 2-8)，然后循腔进镜通过该移行部，旋转镜身便可找到肠腔进入乙状结肠。

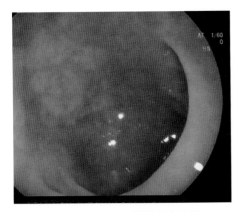

图 2-8　直肠-乙状结肠移行部

2. 通过乙状结肠及乙状结肠-降结肠移行部

此段结肠系膜长，如肠管冗长迂曲，一般较难通过。当镜头达直肠-乙状结肠移行部时，大多数肠管呈顺钟向走行弯向左腹侧，少数呈逆钟向走行弯向右侧腹，从而直肠-乙状结肠及降结肠在荧光屏上显示的走行图像，多数似英文字母"N"，称"N"形走行，少数呈希腊字母"α"，称"α"形走行，或"P"形走行。

（1）循腔进镜法　镜头越过直肠-乙状结肠移行部，适当注气扩张肠管能看清肠腔后就可插镜。但要根据肠腔走行不断调整角度钮，尽量使肠腔保持在视野内。如遇半月形闭合纹的闭合腔，注气后仍不能张开，多为肠襻折曲重叠，可反复抽气使肠管变软缩短，常可消除折曲见到肠腔。即使仍闭合不开亦可认准走行方向，将镜头越过半月形皱襞挤入折曲的肠腔内，然后充气并稍微进退结肠镜，调节镜头方向，往往可见到部分肠腔，再循腔进镜，如此反复就能通过。如视野中只见斜坡状腔壁时，可调角度钮至最大限度，必要时并旋转镜身，使镜头对准肠腔走向再向前推进，视野中可见黏膜不断后退直至重新见到肠腔，此种不见肠腔只见斜坡肠壁的进镜方法称为"滑进"（图2-9），乙状结肠肠腔呈椭圆形（图2-10）。

（2）拉镜法　若要结肠镜能顺利插入，并尽可能减轻患者的痛苦，唯一的方法是进镜中取直肠管，防止结襻。为此，拉镜法现已成为

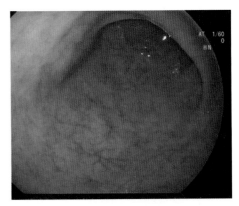

图 2-9　斜坡肠壁的形态

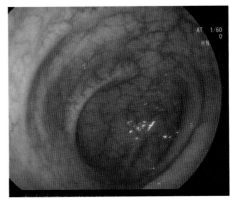

图 2-10　乙状结肠肠腔

通过乙状结肠-降结肠移行部的主要方法。经反复退镜进镜，辅以抽气来缩短肠襻，使乙状结肠与降结肠呈近似直线走行，结肠镜便容易通过而达脾曲，此法对"N"形走行者通过效果好。在乙状结肠-降结肠交界处，多数患者肠腔呈半月状闭合状态，此时可利用滑镜通过闭合处，见到肠腔后右旋（少数左旋）拉直镜身并利用旋转进镜进入降结肠。

3. 降结肠

降结肠位于腹膜后，比较固定，肠腔多为隧道样。乙状结肠拉直后则降结肠进镜非常顺利，降结肠肠腔呈圆筒形或直立三角形（图2-11）。

4. 脾　曲

此时可让患者仰卧位同时嘱患者腹部放松，双手压脐部及偏左下部（图2-3），通过旋转镜身（一般右旋）找到肠腔，可顺利通过脾曲进入横结肠。脾曲通过的难易，取决于镜身在乙状结肠是否形成肠襻。靠近脾曲时可见局部肠黏膜淡蓝色，肠管常向左急弯（图2-12）。

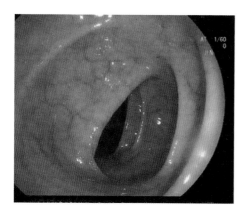

图 2-11　降结肠形态

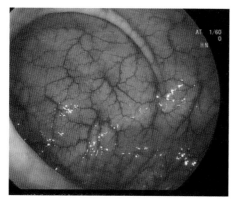

图 2-12　结肠脾曲

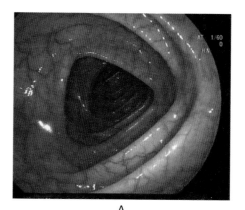

A

B

图 2-13　横结肠形态

5. 横结肠

当循腔进镜通过脾曲进入横结肠时，可见横结肠肠腔呈倒三角形，形态有时略有变异（图 2-13A、B），但横结肠活动度大，有时下垂至下腹部，此时滑进通过下垂角后，常能见到肠腔，但不能继续前进。这是由于横结肠系膜长，进镜中下垂角可达到下腹部形成锐角，致通过困难。此时助手应从脐部向上推压横结肠（图 2-4），术者应采用吸气、旋转拉直法通过。特别是当镜头达下垂角时，需左旋（或右旋）镜身使下垂角在视野上方，此时用镜头钩住下垂角处并后退镜身，可看到镜头反而前行，同时不断抽气缩短肠管，则镜头快速达肝曲处。

6. 肝　曲

大多数患者在采用旋转拉直法通过横结肠后可见肝曲开口在视野右侧，此时不断右旋镜身并前行便可顺利通过肝曲，进入升结肠。在过肝曲时同样动作要小而快，因为动作大或慢常常造成肠管滑脱。肝曲黏膜呈青蓝色，向右或向下急弯进入升结肠（图 2-14）。

7. 升结肠与回盲部

在镜身拉直情况下，一般均可顺利通过升结肠达回盲部。如不能达回盲部，则可反复抽气并抽拉镜身，使肠管缩短便可达回盲部。进入升结肠后可见肠腔呈直立三角形，结肠袋较深（图 2-15），升结肠常可见到棕色稀薄粪质，

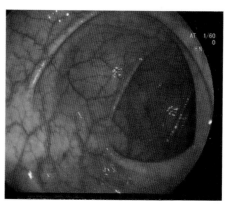

图 2-14　结肠肝曲

一般不影响视野。沿升结肠进镜即可到达盲肠，可见回盲瓣和阑尾开口（图2-16，图2-17）。

（四）单人操作法

单人操作法是由美国学者 Wagy 和 Shinya 于 20 世纪 70 年代后期先后创立的方法，是指在结肠镜检查过程中完全由一个人进行操作。术者左手握住内镜控制部以控制角度，送气送水和吸引，右手握住镜身进行插入和旋转调节。由于是一个人控制内镜的调节和插入，因此单人操作法操控更为精细，更加自如。

相对于双人操作法的主要优势有：有助于操作放大内镜对微小病变进行近距离的精细观察；有利于内镜下的各种精细治疗，如 EMR（内镜下黏膜切除术）、ESD（内镜黏膜下剥离术）等；操作手感明确，可以避免粗暴动作，患者痛苦小，安全程度高。因此已成为当前国际上结肠镜插入法的主流趋势。

1. 结肠镜单人操作的基本技术

主要是通过结肠镜的操作和肠内气体的调节，使结肠缩短变直，结肠镜便可顺利地通过直肠、乙状结肠移行部、乙状结肠、脾曲、肝曲送达盲肠及回肠末段，并可全面地观察到肠壁及皱褶里面的情况。

（1）操作的基本姿势 患者基本上采取左侧卧位，原则上检查医生站在其身后（图2-18）。将结肠镜监视器摆放在便于术者观看的位置，通常放在患者的头部上方。检查台的高度选择因人而异，台子过高会影响检查，过低又会导致姿势的歪斜。检查医生左手放在与胸平行的高度握住结肠镜的操作部，通过旋转操作部及摆动结肠镜镜身负责主要的旋转功能，食指控制吸气按钮，中指控制注气、注水按钮，拇指与无名指协同控制上下旋钮，必要时可微调左右旋钮。右手握住距离肛门 20~30cm 处的结肠镜镜身，负责进退镜身及辅助旋转结肠镜方向。

（2）轴保持短缩法 该方法为工藤首先提出，是指在结肠镜插入过程中，缩短乙状结肠

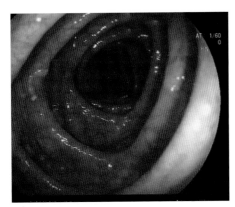

图 2-15　升结肠形态

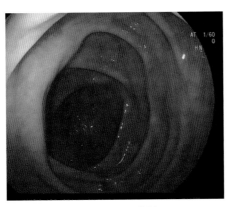

图 2-16　回盲瓣

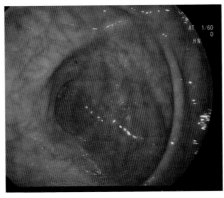

图 2-17　阑尾开口

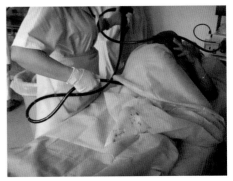

图 2-18　结肠镜单人操作法

及横结肠的游离肠管，保持结肠镜的轴呈直线状态，以最短距离插入的方法。短缩法采用钩住皱襞，通过吸引和退镜的操作使肠管短缩套叠，就好像将拉开的手风琴风箱合上那样插入。

（3）结肠镜的自由感　结肠镜操作的自由感是指在结肠镜操作过程中，右手的动作准确地传递到结肠镜前端时的一种结肠镜操作的感觉，通过结肠镜的自由感可以确认镜身是否保持了直线状态，镜身取直是保持结肠镜自由感的基础与保证。如果形成袢曲，则自由感就会消失；即使没有袢，如果有扭曲的现象，也会导致自由感下降。如果结肠镜能完全取直，则即使到达回盲部后，结肠镜仍能轻松进行 360°的大幅度旋转。

（4）Jiggling 技术　通过轻微地前后移动来确认结肠镜的自由感，同时还可以调整一些轻度弯曲和扭曲。而运用 Jiggling 技术（快速往返进退结肠镜）可以使冗长的肠管缩短和直线化。其操作要领是：将结肠镜退回数厘米，消除肠管的过度伸展，在这种状态下，前后迅速移动结肠镜，通过反复操作使肠管得以收缩套叠在取直的镜身上。

（5）旋转镜身与角度的协调操作　结肠镜向左右方向的旋转，主要由右手转动结肠镜镜身软管来完成。调角度钮使结肠镜前端向上或向下，如果再加上旋转镜身，前端便可以左右转动。当插入到乙状结肠，肠管处于弯曲状态，看不见前方肠腔时，应向上打角度并向右旋转镜身，再稍向后拉便可看见肠腔。从脾曲部向横结肠插入时，因肠腔位于左侧，其基本方式与此相反，即向上调角度并向左旋转镜身，再稍稍后拉。

（6）吸引　插入结肠镜时通过吸引来减少肠腔的气体量。由于吸气而使内腔彼此靠拢，肠管向肛侧收缩，使肠管短缩并相对变直，从而取得了与推进结肠镜相同的效果。抽出肠内气体，使肠管变为柔软、自然缩短，肠管弯曲的角度变缓，不仅使结肠镜的相对插入成为可能，而且使过锐的弯曲变为钝角，可以较容易

地推进结肠镜。在操作过程中应尽可能避免过多充气，过多的空气将会使肠管伸展，并且出现锐角弯曲，造成进镜困难。同时，如果肠道中残留一些清洁液或便汁时，必须将之吸出，才能辨认肠腔。

（7）变换体位与手法推压　多数情况下，患者始终以左侧卧位姿势即可将结肠镜插到盲肠。但是，如果乙状结肠-降结肠移行部、脾曲、肝曲等部位的弯曲程度很锐时，更换患者的卧姿常十分有效。它可以利用重力作用改变肠管的走行方向，使结肠镜的插入操作顺利进行。结肠镜到达各部位时患者应采取的体位一般是：到达脾曲之前保持左侧卧位；脾曲至横结肠中央部改为右侧卧位；自横结肠中央部至升结肠末段取左侧卧位；从升结肠末段到盲肠之间选择左侧卧位或仰卧位姿势是最合理的体位。在体位变换过程中，要注意避免镜身打弯或脱出，尽量使管腔保持在画面中心。如果不注意的话，体位变换不仅不能获得好的效果，还有可能造成危险。另外，有时向深处推进结肠镜时，其前端却反而出现后退的矛盾动作，这是肠轴偏离，结肠镜形成弯曲的证据。这时由助手按压患者腹部，会十分奏效。如在通过脾曲时，想减轻乙状结肠的弯曲，就要向盆腔方向按压右下腹部。如果患者的横结肠向下方伸展，就应该从脐下部向上方推压。通过肝曲时，常采取按压脐部的方式防止横结肠的下垂，有时也可从外侧按压右季肋部。

2. 直肠、结肠不同部位的通过方法

（1）直肠　直肠较固定，肠腔较大，稍注气，轻轻旋转上下旋钮，循腔进镜通过 3 个直肠横皱襞，即可到达直肠-乙状结肠移行部。注意不宜注气过多。

（2）直肠-乙状结肠移行部的通过方法　于直肠-乙状结肠移行部调角度向上，再向左旋转镜身多可越过皱襞，随即于右侧发现第二个皱襞，此时向右旋转进镜便可进入乙状结肠。于直肠-乙状结肠移行部推进结肠镜，将其前端送入乙状结肠后，会使乙状结肠伸长，导致插入困难。通常是在结肠镜进入乙状结肠前的

直肠-乙状结肠移行部位就开始进行缩短肠管，充分抽出空气，退拉结肠镜，并进行镜身取直缩短的操作。

（3）乙状结肠、乙状结肠-降结肠移行部的通过方法

1）回转穿行技术　采用角度操作、旋镜和抽吸空气法通过弯曲明显的部位后，下一皱褶通常位于相反方向。因此，在越过一个弯曲部位后立即采取调角度和旋镜操作，并有节奏地对准其相反方向，就能高效率地越过皱褶部分。这种方法是在管腔中接近直线地曲线推进，走最短距离，将皱褶一一推开前进，也称之为回转穿行技术。同时注意肠道气体量的调节，并保持结肠镜与黏膜间的最佳距离，即结肠镜前端不要碰到弯曲部正面的肠壁，且能越过，要抽出肠内气体，使弯曲的肠管缩短变直，退镜时结肠镜又呈直线状态。然后在下一段管腔出现之前开始调角度、转动镜身，反复回转穿行技术操作，便可通过乙状结肠。角度操作及旋镜操作都应小心轻柔，用力勿过大过猛。

2）右旋短缩技术　右旋短缩技术是单人操作法的插入技术中最重要的方法之一。此种方法是一边有意识地退拉结肠镜一边右旋结肠镜，在使乙状结肠短缩直线化过程中插入结肠镜。在不断地右旋结肠镜的同时不断退镜，可以在乙状结肠几乎不伸展的状况下到达乙状结肠-降结肠交界弯曲部，顺利地插入降结肠。这种方法在多数情况下采用右旋方式实现结肠短缩和直线化，但有时也依形成袢曲的形态采取左旋方式将肠管变直，有时还可根据具体情况采用右旋和左旋相配合的方式。

使用右旋短缩法，在短缩过程结束时，结肠镜处于右旋状态。此时应立即将结肠镜向相反方向，即向左旋回，使结肠镜回复至中间状态。不仅可以防止结肠镜从体内脱出，还可消除一些不自然的旋转。

（4）脾曲通过方法　结肠镜达脾曲时的直线长度为40cm。可从结肠镜镜身的自由感，实行肠管缩短操作时结肠镜插入的长度确认

是否已深入到脾曲。当结肠镜前端到达脾曲时，如果在乙状结肠已形成袢曲，这时无论怎样推进结肠镜，其前端也不能前进。此时应先在脾曲部向后退镜，使结肠镜呈直线状态，解除袢曲。抵达脾曲后，尽量抽吸肠管内的空气吸住右侧的内腔，并立即向左旋转结肠镜。

（5）横结肠通过方法　横结肠的内腔呈三角形。大多数情况下只要推进结肠镜前端便可不断前进，或采用相对插入法，即一边抽吸肠内气体结肠镜便可自动前进。如果横结肠过长，常因横结肠下垂在中央部形成锐角的弯曲。要通过这种弯曲部，就需要像通过乙状结肠一样采取肠管缩短法，一般采取左旋结肠镜同时向后退镜。一般横结肠部分不会出现急峻的弯曲现象，因此只要遵循镜身取直缩短肠袢法的基本操作要求，缩短肠管，就能在较短的时间内到达肝曲。

（6）肝曲通过方法　结肠镜到达肝曲时镜身长度为60~70cm，一般可以通过肝脏透过肠管壁显现出来的"蓝斑"来确认。到达肝曲后，最重要的就是抽气和充分地退镜。通过抽气使肠管充分缩短并退镜，在肠管发生缩短后，调整角度和旋转。多数情况下，调角度向上并右旋镜身，就可以插入升结肠。如因乙状结肠或横结肠弯曲结袢，致结肠镜的前端无法前进时，可请助手按压患者腹壁，通常从脐部向剑突、肋弓方向推顶，以抵御结肠的下垂，减轻下垂角和肝曲的锐角。但要注意，到达肝曲的距离是55~60cm，如果超过，应考虑横结肠和（或）乙状结肠弯曲结袢。

（7）升结肠至盲肠　通过肝曲进入升结肠后，不要急于向前插入，以防止横结肠再次结袢，应把镜头调到管腔中央，继续抽气，可顺利抵达回盲部。

（8）盲肠　结肠镜到达盲肠时镜身长度约70cm，在此寻找回盲瓣及阑尾开口。

进入回盲瓣：换回仰卧位，如在回盲瓣镜身长度不超过80cm，镜身充分自由，循腔旋转镜身，容易进入回盲瓣。如镜头有阻力或镜

身固定，提示结肠镜仍未取直而成袢，应抽气、退镜、旋转拉镜以取直镜身，恢复镜身自由感再进入回盲瓣。

回肠末段：适当注气，循腔进镜 20~40cm 观察。

附：注水结肠镜检查法

结肠镜检查作为一项侵入性操作，由于对肠道的牵拉等刺激作用，会导致检查过程中出现腹痛、腹胀等不适感，影响检查操作，也成为患者拒绝检查的一个主要原因。如何减轻结肠镜检查中患者的不适一直是消化内镜医师的研究方向。近年来，注水结肠镜在国内外受到了广泛关注并逐渐应用于临床。

常规的结肠镜检查采用空气注入充盈肠腔，注入空气过多可导致肠管拉伸延长，加剧成袢，增加插镜难度，患者也会产生腹胀、腹痛等不适，甚至因无法耐受而中止诊疗。而注水结肠镜则是区别于传统注气法，采用无气水充盈肠腔进行检查。研究表明注水结肠镜在降低腹痛评分、镇静/镇痛药物使用率及提高结直肠腺瘤检出率等方面有显著优势（图 2-19，图 2-20）。

注水结肠镜的操作需要有一个注水装置，所用内镜带有附送水通道。通常患者采用左侧卧位，必要时调整为平卧位。进镜前关闭气泵，将水泵的管道连接在内镜附送水通道接口，进镜后持续给水（37℃温水），循腔进镜，如果肠腔内的粪水较多，则先行吸引后再注入清水，注水量不限，进镜过程中随时吸出肠内存留的空气，以减少弯曲成角度便于进镜。退出时边观察，边吸除肠腔内的液体。

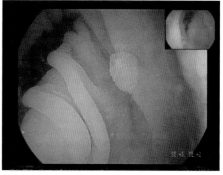

A

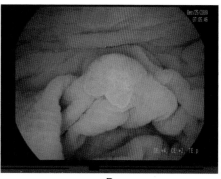

B

图 2-20 注水结肠镜下结肠息肉形态

第 2 节 观察方法

正常大肠黏膜呈橘红色，光滑湿润，有明显光泽。因黏膜层较薄，黏膜下层的血管清晰可见，呈鲜红色树枝状，主干较粗，分支逐渐变细，终末细如丝状与另一支血管终末分支相吻合，相互交错形成网状，边缘光滑、粗细匀称（图 2-21）。当肠管痉挛收缩或充气少时黏膜变厚，血管网常隐没消失；有时因清洁灌肠或服泻剂的刺激，造成黏膜充血、水肿，血管

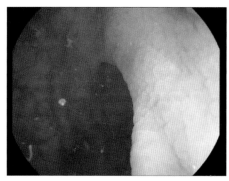

图 2-19 注水结肠镜下正常肠黏膜

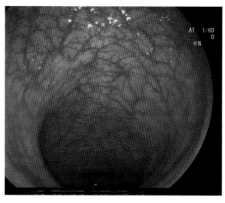

图 2-21 正常大肠黏膜

增粗、边缘发毛，应与病理性炎症区别。

大肠各段肠腔由于解剖特点不同，结肠镜下所见各有其特征，一般插到盲肠后开始退镜观察各段肠管，退镜宜缓慢进行，不宜过快，以免漏诊。

盲肠：呈短而粗的圆形盲袋。可见不规则走向稍微隆起的黏膜皱褶，多呈"V""Y"形排列，在收缩状态时，"V、Y"形皱褶增粗，隆起明显，致皱褶间形成假憩室样结构（图2-22）。于盲袋顶部稍左或左下方可见阑尾口，多位于"V、Y"形皱褶的夹角附近。与阑尾口同一平面相距2~4cm的盲肠-升结肠移行部可见隆起的回盲瓣。

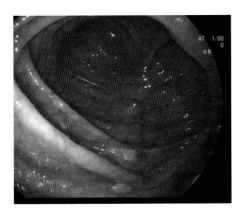

图2-22 盲肠

阑尾口：阑尾于盲肠的开口，因3条结肠带汇聚于阑尾根部，故阑尾口常位于"V、Y"形皱襞的夹角附近，距回盲瓣2~4cm左右。阑尾口多呈半月形或圆形（图2-23），稍凹陷，口部黏膜粗糙如虫咬样，有许多颗粒。开口下方有一弧形黏膜皱褶，环绕开口周围，称阑尾瓣。临床上经常遇到阑尾手术后因根部处理方式不同而形成不同的阑尾口部形态变异：①单纯结扎，口部形态与正常相似，有时可见放射集中的黏膜皱褶；②单纯结扎荷包缝合，口部常呈半球形隆突，类似无蒂或亚蒂息肉，但表面光滑，色泽正常。

回盲瓣：位于升结肠-盲肠移行部的内侧缘。由两条唇样黏膜皱褶组成，两唇之间围成圆形开口，称回盲瓣口，两唇相连的前后两端向外延伸形成微隆的环形黏膜皱褶，称回盲瓣

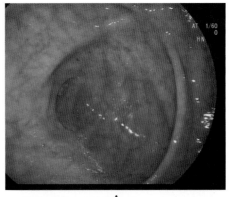

A

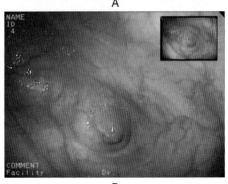

B

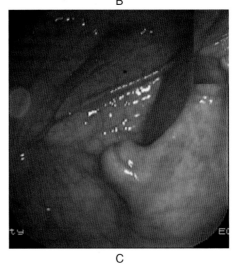

C

图2-23 阑尾口
A.半月形口；B.圆形口；C.息肉样口

系带，即升结肠与盲肠的分界线。回盲瓣形态有3种不同类型：①乳头型。两唇隆起明显形成半球形乳头状，中央呈圆形凹陷，近陷口部黏膜呈放射状集中（图2-24A）。②唇样型。两唇呈微隆的扁平状，中央可见两瓣的闭合纹（图2-24B）。③中间型。两唇隆起但不形成乳头状（图2-24C）。上述3型可相互转变，由回盲瓣的功能状态决定。乳头型是回肠末端括

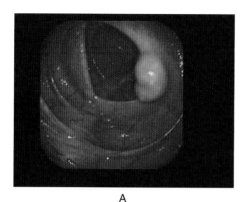

A

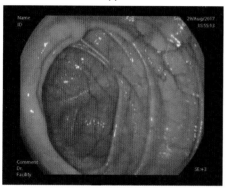

B

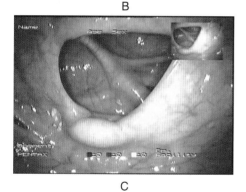

C

图 2-24 回盲瓣

A.乳头型；B.唇样型；C.中间型

约肌呈痉挛性收缩状态，防止食糜进入大肠；唇样型是括约肌松弛，回盲瓣口张开，小肠内容流入大肠；中间型则是乳头型向唇样型转化的中间状态。

视患者病情需要，有时还需通过回盲瓣进入回肠末端，观察回肠末端是否受累。末段回肠肠腔较结肠细，呈圆形，无半月襞、黏膜皱褶和结肠袋样结构。黏膜面呈地毯样绒毛状，可见大小不匀的颗粒状隆起，即淋巴滤泡。它的数目和分布的疏密随年龄的增长逐渐变得稀疏、减少（图 2-25）。

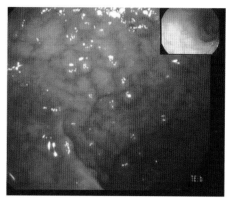

图 2-25　末端回肠

升结肠：升结肠与横结肠移行部，常呈鱼口样，位于视野的左侧或左下方，边缘钝厚。一旦通过肝曲进入升结肠，肠管又呈短直，周径较粗，可见顶角向上的等边三角形的半月襞，向腔内明显突入，使肠腔呈三角形，结肠袋深陷，即使大量注入气体，半月襞仍很明显。另一特征是，升结肠内易残存糊状粪便（图 2-26）。

横结肠及肝曲：横结肠为较冗长的肠管，常呈不同程度下垂，故在横结肠中段可见向右上腹弯曲的肠管走向。因环形肌发达故半月襞较厚，隆起较高，结肠袋深凹，口侧结肠袋往往被肛侧半月襞遮盖。半月襞呈等边三角形。因游离带位于横结肠下缘正中，而网膜带位于前上缘，系膜带位于后上缘，故三角形顶角往往向下（图 2-27），当镜头抵达横结肠始段即肝曲时，常不见肠腔，不易看清走向。此处常为向左或向下的急弯，右上方可见穹隆状结肠袋，贴近肝脏、胆囊部分呈青蓝色（图 2-28）。

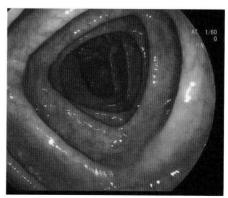

图 2-26　升结肠

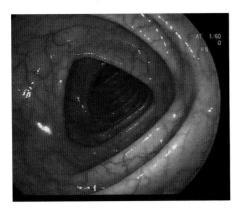

图 2-27　横结肠

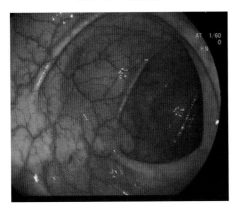

图 2-28　结肠肝曲

降结肠及脾曲：降结肠肠腔形态较恒定，呈短直隧道样。3 条结肠带在该段呈等距纵向走行，将肠管周径分成 3 等份，但半月襞隆起较低，结肠袋也较浅，因此肠腔如类圆筒形或等边三角形。因游离带位于肠壁前方，网膜带、系膜带分别位于后外侧与后内侧，因此三角形的顶角在视野上方，肠管周径略粗于乙状结肠，较横结肠、升结肠细（图 2-29）。至结肠脾曲，肠管走向常呈向左走行的急弯（少数向右或向前），左侧可见隆起较高的半月襞，在该襞下方可见不完整的肠腔，右侧见深凹的结肠袋，黏膜呈淡青蓝色（图 2-30），有时可见与心跳一致的传导性搏动。

乙状结肠：肠腔管径最细。因环行肌较不发达，致半月襞隆起较低，如充气过多可能看不清。结肠袋相对较浅。网膜带和游离带在乙状结肠远端逐渐向前壁集中，系膜带在后壁通过，致使 3 条结肠带的间距不等，故肠腔内半月襞也被分成 3 段不等长的皱褶，常呈新月形或椭圆形（图 2-31）；充气伸展时半月襞及结

肠袋消失，肠腔呈圆筒形。结肠镜在乙状结肠内前进中，常因肠管冗长或腹部手术后粘连而出现纡曲、折叠，致肠腔消失或因急弯折叠出现带闭合纹的特征，常误认为抵达乙状结肠-降结肠移行部。当镜头至乙状结肠-降结肠移行部时，肠腔往往向左侧呈急弯走向；视野左侧可见明显隆起的半月襞，占据肠腔的 1/3~1/2，视野右侧无半月襞呈囊袋状，在囊袋中央常可见与半月襞垂直、微隆的黏膜皱褶；它的形成并非结肠本身解剖形态，而是由于镜头顶住囊袋状肠壁所引起。

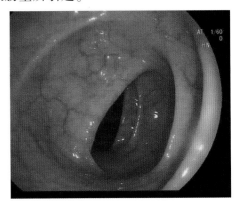

图 2-29　降结肠

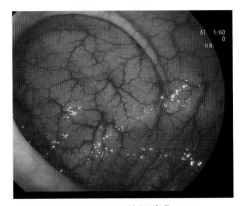

图 2-30　结肠脾曲

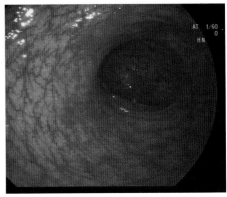

图 2-31　乙状结肠

直肠：全长12~15cm。两端细，中间膨大形成直肠壶腹（图2-32）。全直肠可见3条半月形的隆起皱襞即直肠横襞，呈新月形，围绕壶腹约1/2周径。距齿状线距离下横襞约5cm，位于左侧壁；中横襞约8cm，位于右侧壁；上横襞约10cm。为观察直肠下端及直肠肛管交界处，可采用"U"形反转技术（图2-33），在反转前先要在直肠注气，使直肠充分扩张以留下足够的空间供内镜反转，注气不充分容易在进行反转操作时导致直肠穿孔。

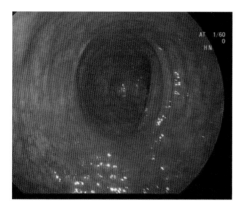

图2-32　直肠壶腹

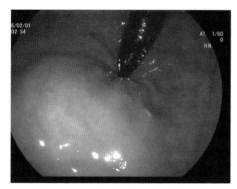

图2-33　在直肠"U"形反转观察

（刘　欣，史海涛）

第3节　特殊结肠镜检查法

特殊结肠镜在本书中指传统白光内镜（conventional white-light endoscopy, CWLE）以外的结肠镜检查方法，主要包括染色内镜（chromoendoscopy, CE）和放大内镜（magnifying endoscopy, ME）。染色内镜包括化学染色内镜，即一般意义上的色素内镜，同时还包括I-scan

（PANTAX Japan），蓝激光成像（blue laser imaging, BLI, Fujifilm, Japan），自动荧光成像（autofluorescesimageing, AFI, Olympus Japan）及窄带成像内镜（narrow band imaging, NBI, Olympus Japan）等电子染色。染色内镜可以增强内镜图像的对比效果，突出黏膜结构及血管的变化，鉴别病变的性质。放大内镜可以将图像放大到100倍，放大内镜可以与色素内镜结合为放大色素内镜，而有些NBI内镜也有放大功能称为NBI放大内镜。放大内镜可以更清晰地观察黏膜的微结构及微血管的变化，达到内镜诊断与病理的高度一致。

这些特殊的内镜检查手段可以鉴别肿瘤性息肉与非肿瘤性息肉，并可对早期结直肠癌的浸润深度进行判断，对炎症性肠病的广泛黏膜病变的判断也有一定的价值。近年来，新出现的细胞内镜使内镜下进行病理诊断成为可能。

一、化学染色肠镜

化学染色肠镜是指在结肠镜检查时将某些染料局部喷洒使肠黏膜染色，用色素对比观察黏膜细微变化的检查方法。色素内镜最早应用于胃镜检查，自20世纪70年代开始应用于结肠镜检查。利用色素结肠镜的检查可以发现普通结肠镜所不易发现的病变并活检，提高检出阳性率；结合放大结肠镜可以初步判断病变的性质；对已知病变，确定病变范围，便于精确切除病灶。

（一）工藤腺管开口分类

1994年工藤进英对秋田红十字医院的14 023例患者进行了研究，发现内镜下黏膜腺管开口与显微镜下腺管细胞结构（大体所见与组织病理学）之间存在对应关系。

工藤腺管开口（pit）分型包括6型。I型为正常圆形开口，排列整齐，见于正常黏膜；Ⅱ型为星芒状开口，多见于增生性息肉，特殊的、大的Ⅱ型开口（Ⅱ-D或Ⅱ-O）见于锯齿状腺瘤；Ⅲ型分两个亚型，其中Ⅲs型称为小

表 2-1　工藤 Pit 分型及治疗指南（1996 年）

类型	形态	pit 特点	病变及深度	治疗方式
I		圆形（正常 Pit）	正常黏膜	无须治疗
II		星形或乳头状	炎性或增生性病变黏膜内病变	无须治疗
IIIs		管状或圆盘状比正常 Pit 小	腺瘤或黏膜癌黏膜内病变	内镜治疗
IIIL		管状或棍棒状，比正常 Pit 大	腺瘤或黏膜癌黏膜内病变	内镜治疗
IV		沟槽状，树枝状，或脑回样	腺瘤或黏膜癌黏膜内病变	内镜治疗
V		VI（结构紊乱型）：腺管开口不规则、大小不一 VN（无结构型）：腺管开口消失，缺乏 Pit 结构	VI 为 M 癌或 SM 癌 VN 为 SM 深部浸润癌	VI 内镜治疗或外科手术 VN 外科手术

腺管型，腺管开口呈管状或圆盘状，由比正常要小的隐窝集聚而成，多见于凹陷性病变，病理为交界恶性（72%）或恶性肿瘤（28%）；III L 称为大腺管型，隐窝形态比正常增大，卵圆形、管状开口见于管状腺瘤；IV 型为树突状或脑回样开口，可呈类似珊瑚样改变，见于绒毛腺瘤；V 型腺管形态紊乱或结构消失。V 型又细分为 VI 型及 VN 型，VI 型为小窝不规则，为腺管部分受浸润表现，见于早期癌；VN 型为腺管缺如呈无结构状，为侵犯至黏膜下层或更深的恶性肿瘤（图 2-34）。

（二）结肠黏膜染色方法

染料通常采用靛胭脂、亚甲蓝（美蓝）和结晶紫等，尤以靛胭脂和结晶紫最常用。

1.靛胭脂染色

靛胭脂染色是目前临床上应用最多的染色剂，常用浓度为 0.1%~0.2%，其无毒且不被肠黏膜吸收，也不与肠黏膜结合，当视野不清或

染色效果不满意时可将染料冲去重染。喷洒后深蓝色的靛胭脂沉积在黏膜表面的沟槽、间隙中，增加病变的对比性，从而清晰地显示黏膜的细微变化，勾画出病变轮廓、边缘及表面不规则特征，有助于确定病变范围（图 2-35~图 2-38）。注意在喷洒染料前应将拟染区域的黏膜充分冲洗干净，以免影响染色效果，另外，因靛胭脂难溶于生理盐水，故配制染液时应使用蒸馏水，以免染液中出现沉淀影响染色效果。

近年来的研究表明，扁平病变的恶性程度、黏膜下浸润能力及淋巴转移等能力均高于隆起型病变，而普通内镜的观察对扁平病变很容易漏诊。利用色素结肠镜不仅能提高病变的检出率，还可以初步判断病变的性质及病变的范围和浸润深度，可以清楚地观察到病变表面腺管开口的结构，并指导做正确地活检，以助明确诊断。另外，也可提高对微小腺癌的检出率（图 2-39）。色素结肠镜也已经被常规应用

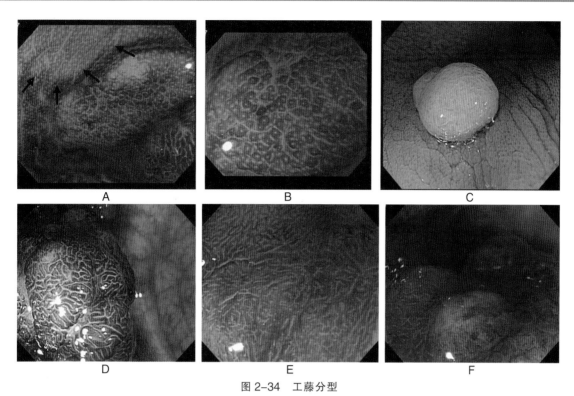

图 2-34　工藤分型

A. Ⅰ型，圆形腺管开口（结晶紫染色）；B. Ⅱ型，为星芒状开口（结晶紫染色）；C. ⅢL型，隐卵圆形，管状腺管开口（靛胭脂染色）；D. Ⅳ型，树突状或脑回样腺管开口（结晶紫染色）；E. ⅥI型，不规则形腺管开口；F. ⅥN型，腺管结构消失（结晶紫染色）。（图片由神户大学森田医生、藤原医生提供）

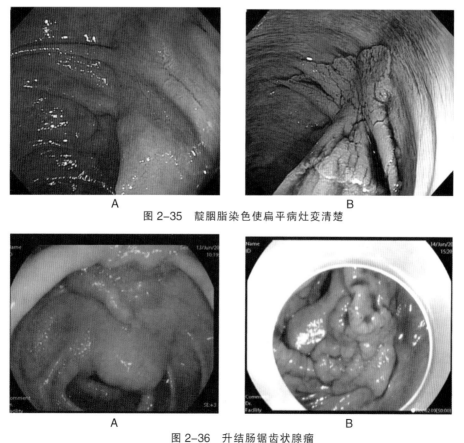

图 2-35　靛胭脂染色使扁平病灶变清楚

图 2-36　升结肠锯齿状腺瘤

A. 白光可见颗粒隆起性病变；B. 靛胭脂染色后病变边界清楚，可见部分腺管结构呈Ⅱ型

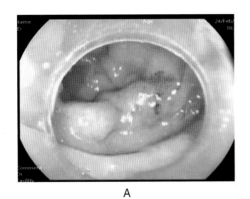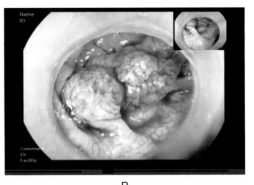

A   B

图 2-37　绒毛状腺瘤

A.白光下可见隆起性病变，表面黏膜呈分叶状，发红；B.靛胭脂染色后病变边界清楚，

表面腺管呈脑回样、树枝状结构（Ⅳ型）

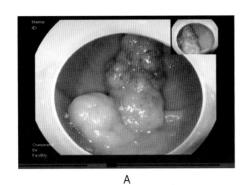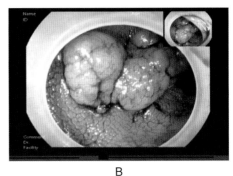

A   B

图 2-38　绒毛管状腺瘤

A.白光下可见广基隆起性病变；B.靛胭脂染色见腺管呈ⅢL-Ⅳ型开口

于 EMR（或 ESD）治疗中。在行 EMR（或 ESD）治疗时，应用普通结肠镜观察对扁平或凹陷性病变难以判断病变边界及病变范围（图 2-40）。为准确判断病变范围，找到目标病变后首先以靛胭脂行局部喷洒，黏膜染色后病变边界会变得更加清晰，同时在切除病变后再次局部喷洒色素有益于判断病变是否切除干净，如有残留可同时进行追加治疗（图 2-41）。

2.美蓝染色

常用浓度对比法用 0.2% 的低浓度，染色法用

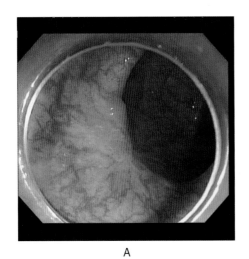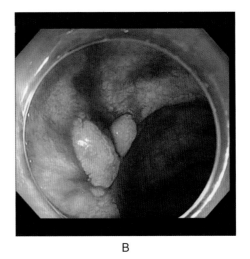

A   B

图 2-39　一例结肠早癌的对比染色

A 染色前；B 染色后（图片由神户大学森田医生、藤原医生提供）

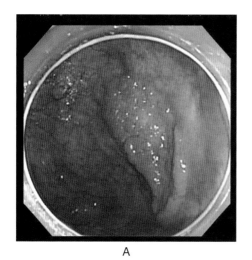 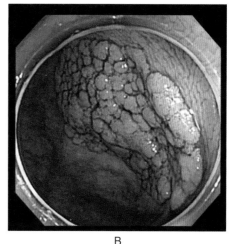

图 2-40　ESD 前染色可使病变边界变得清楚

A.染色前；B.染色后（图片由神户大学森田医生、藤原医生提供）

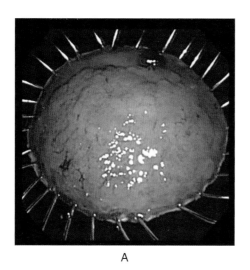 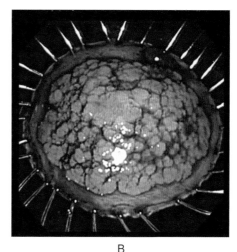

图 2-41　ESD 后染色观察标本是否完整切除

A.染色前；B.染色后（图片由神户大学森田医生、藤原医生提供）

0.5%~1% 美蓝。美蓝为黏膜吸收性染色剂，在胃镜检查中常用于判断胃黏膜肠化的有无。有报道提示可以利用美蓝的可吸收性，观察由于炎症性病变而造成美蓝不染，观察腺窝形态，炎症性疾病时有腺窝数减少、大小不均等改变（图 2-42）。

3.结晶紫染色

结晶紫染色常用浓度为 0.05% 淡染（图 2-43），可与靛胭脂先后应用。

4.醋酸染色

2% 醋酸为染料进行结肠染色观察，通过醋酸与细胞内染色质发生"白化"反应而实现。反应的强弱与细胞核内染色质的多少有关。因此，黏膜不典型增生区域（通常伴有黏膜炎症和腺瘤）可凸显出来。另外，醋酸还可以减少黏膜表面的黏液，从而使病变的微细结构更清楚（图 2-44）。

（张　莉）

二、电子染色肠镜

电子染色肠镜（digital chromoendoscopy）有时又称为图像增强内镜（image enhancing endoscopy，IEE），是通过改变光源或用计算机将图像进行处理，达到增强不同黏膜结构的颜

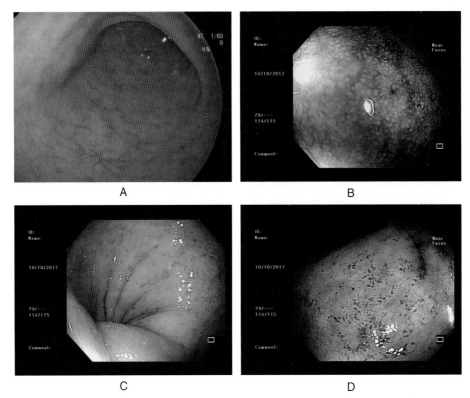

图 2-42　溃疡性结肠炎染色所见

A. 肠镜下正常结肠黏膜光滑，血管纹理清晰；B.亚甲蓝染色着色均匀，腺管开口圆形、规则；

C. 病变直肠黏膜质脆，呈颗粒样，可见点片状充血；D. 亚甲蓝染色，近聚焦可见小的不规则沟槽样凹陷

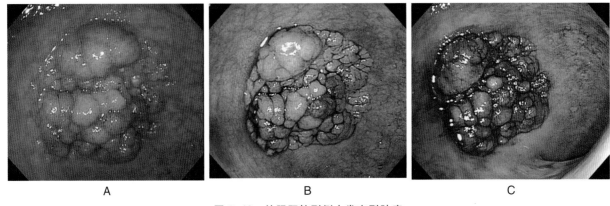

图 2-43　结肠颗粒型侧方发育型肿瘤

A.白光；B.靛胭脂染色；C.结晶紫染色（图片由神户大学森田医生、藤原医生提供）

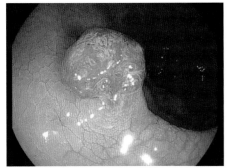

图 2-44　结肠腺瘤醋酸染色可见白化现象

色对比，操作时仅需按一下操作手柄或主机面板上的按钮，而不需喷洒化学染料。

（一）I-scan

I-scan 以白光作为光源，通过对图像的后期加工提供黏膜表层和血管的图像，包括 3 种增强模式：对比增强（contrast enhancement, CE）、表层增强（surface enhancement, SE），

和色调增强（tone enhancement，TE）。CE 和 SE 为基本功能，TE 包括适用于不同部位的食管模式（TE：e）、Barrett 食管模式（TE：b）、胃模式（TE：g）、肠模式（TE：c），血管模式（TE：v）、黏膜模式（TE：p）。CE、SE 不改变病变的色泽和亮度，TE 则通过适用不同部位的各种色调，达到病变部位黏膜及血管结构与正常组织的对比。CE、SE 和 TE 可以组合使用，也可以分开使用，以达到最好的观察效果。3 种强调模式均可通过内镜手柄上的按钮与主机上的键盘，实现切换（图 2-45~图 2-49）。

（二）FICE、LCI 及 BLI

FICE、LCI、BLI 均是富士能内镜（Fujifilm，Japan）具备的电子染色功能。FICE（Fuji intelligent chromoendoscopy）是计算机对普通光学内镜图像进行再处理，采用任意波长的红、蓝、黄三种光组合，以得到黏膜微结构与微血管增强效果的成像方法。联动成像模式

（linked color Image，LCI）的原理为窄带成像与白光成像同时作用，从而产生一种是白色更白，红色更红的增强染色效果，LCI 对颜色变化较敏感，可以提高存在色泽变化的病变的观察效果，更有利于小息肉的检出（图 2-50）。

BLI（blue laser imaging）即蓝激光成像，使用 410nm 和 450nm 两种波长的激光作为光源，不仅具有白光观察的功能，还具有清晰的

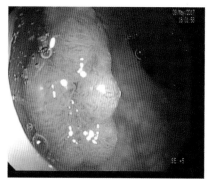

图 2-45 结肠绒毛状腺瘤并癌变

表面增强（SE+5）下，脑回状Ⅳ型腺管开口清晰可见，顶端部分 pit 呈Ⅵ结构

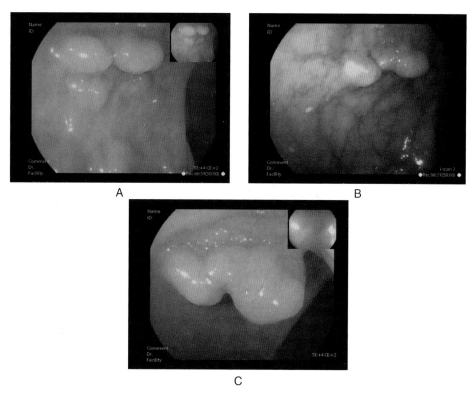

图 2-46 结肠绒毛管状腺瘤（ⅢL-Ⅳ型腺管开口）

A. TE：无增强；B. TE：c；C. 近距离观察；TE：无增强

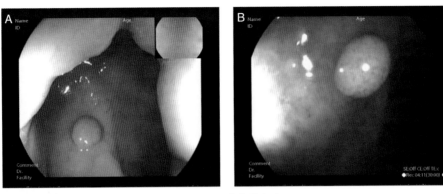

图 2-47　增生性息肉
A. TE：无增强；B TE：c，星芒状 Ⅱ 型腺管结构更加清楚

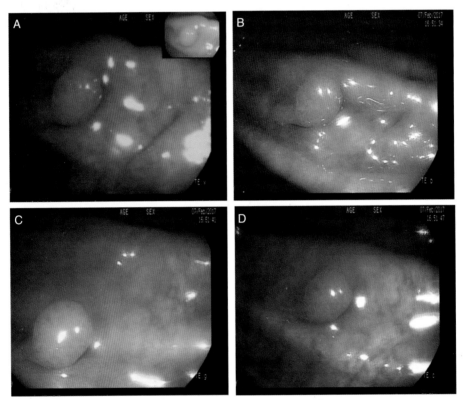

图 2-48　增生性息肉不同电子染色下表现
A. TE：v；B. TE：b；C. TE：g；D. TE：c

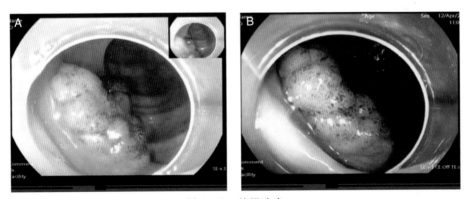

图 2-49　结肠腺瘤
A. TE：无增强；B. TE：c，表面Ⅳ型腺管结构更加清楚

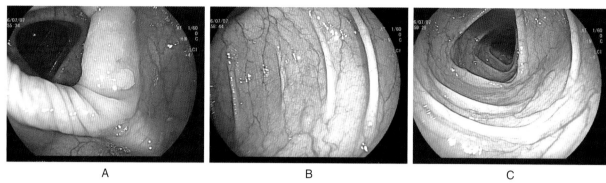

图 2-50 结肠小息肉的 LCI 检测

A、B 及 C 均为小的增生性（非肿瘤性）息肉

窄带成像功能（蓝光成像）。蓝光成像具有两种 BLI 模式，BLI 和 BLI-bri（BLI-bright，明亮 BLI），后者采用激光波长为 450nm，更加明亮而适合观察较远视野的病变。BLI 与 NBI 相比均有窄带成像功能，前者因为采用激光作为光源，因而图像更为明亮，成像更加清晰。

一般建议采用先用白光观察，然后再应用内镜手柄上的按钮或者主机面板上的按键，切换为 FICE 或 LCI，BLI-bri 观察较远距离的可疑病灶，然后再应用 BLI 加放大近距离观察表面微结构与微血管（图 2-51）。

此外还有自动荧光成像系统（autofluoresc-esimageing，AFI，Olympus Japan）。该系统采用氙气光源，可以产生波长 540~560nm 的绿光和波长 380~440nm 的蓝光，其中蓝光会激发组织中的胶原、弹性蛋白、色氨酸、NADH、FAD 等自体荧光物质产生荧光，经过遮光板滤过后和绿光一起被安置在内镜头端的电荷耦合器件

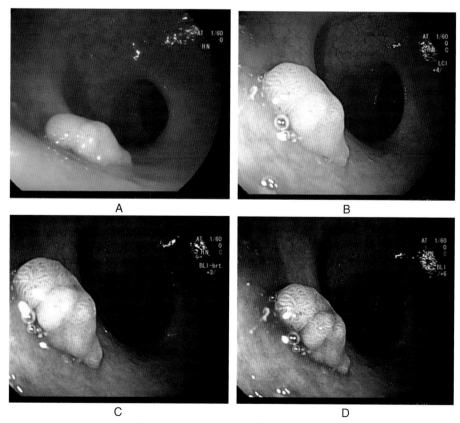

图 2-51 绒毛状腺瘤（Ⅳ型腺管开口）

A.白光；B.LCI；C.BLI-bri；D.BLI

(CCO) 捕捉，产生图像。正常组织与肿瘤组织分子结构不同，它们的荧光光谱也不一样，因此可以鉴别正常组织和肿瘤组织。内镜操作时通过按压按钮即可切换内镜图像和荧光图像。一般来说正常组织呈浅绿色，炎症部位呈深绿色，而肿瘤性病变部位呈洋红色。细胞内镜及共聚焦内镜的光学放大内镜可将图像放大 100 倍，而细胞内镜及共聚焦内镜将扫描电镜与内镜相结合，可将图像放大 380~450 倍，可直接观察腺管腔细胞的排列方式及胞核形态，因而在内镜下即可进行病理诊断。

（张　莉）

（三）窄带成像

窄带成像（NBI）是一种利用窄带光波的成像技术，其原理是使用窄带光（415nm 的蓝光，540nm 的绿光）进行成像观察，只有窄带波段的蓝光（415nm）和绿光（540nm）可通过 NBI 滤片，生成 NBI 影像，可更好地显示黏膜血管及黏膜表面微细结构，有助于微小病变的发现及对肿瘤性质的判断。NBI 系统改变了光学滤光片，从普通波长型到窄带波长型，均能安装在现有的普通内镜，包括放大内镜上。

1.原　理

常规内镜使用氙灯白光源进行照射，被照射物体表面的反射光被安置在内镜头端的电荷耦合器件捕获。发射的光谱不同于反射的光谱，随组织结构和血液流动改变可直接影响反射光的光谱成分。常规内镜在顺次式的 R/G/B 图像系统中，氙灯白光源照射前端插入一种干涉波段的盘状 R/G/B 滤光器，通过盘状滤光器的持续转动，使投射光在全白色的光谱范围内。NBI 内镜在顺次式的 R/G/B 图像系统中，以投射不同光谱为特性，氙灯白光源前插入一种能旋转的干涉窄波段的盘状 R/G/B 滤光器。蓝色光谱（峰值 415nm，宽度 30nm，平均穿透深度 0.17mm）的短波长光子再现黏膜表面

和浅表网状微血管的形态图像，在穿透的浅表组织内散射，选择性吸收血红蛋白，使微血管具有良好的对比度；红色光谱（峰值 600nm，宽度 20nm，平均穿透深度 0.28mm）的光子散射少，能穿透更深组织，使大血管在周围邻近组织中获得更好的对比度，红色的光子再现更大、更深的集合血管形态图像；位于中间波长的绿色光谱（峰值 540nm，宽度 20nm，平均穿透深度 0.24mm）产生过渡的图像。3 种窄波图像合成单信号图像在监视器上显示。

由于消化管黏膜中血管内的血红蛋白对 415nm 蓝光及 540nm 绿光有很强的吸收，因而 NBI 能显著强调血管，使黏膜内的血管分布状况更容易识别。在监视器上，黏膜浅层血管显示为褐色，黏膜下血管显示为蓝绿色（图 2-52A、B）。另外，在 NBI 成像中的 415nm 蓝光可在黏膜表面产生强反射，使黏膜表面的微细结构及病变的边界更为清晰鲜明（图 2-53）。因此 NBI 成像可更好地显示黏膜血管及黏膜表面微细结构，有助于微小病变的发现及对肿瘤性质的判断（图 2-54）。

2.NBI 内镜对早期大肠癌的临床应用价值

常规内镜检查对于大肠早期黏膜癌和癌前病变难以诊断，难以区别肿瘤性和非肿瘤性病变。染色联合放大结肠镜观察黏膜腺管开口结构（Pit pattern，简称 Pit）是鉴别大肠肿瘤性、非肿瘤性病变的重要指标。病变表面形态由 Pit 和 Pit 之间微血管结构（capillary pattern，CP）组成，染色放大结肠镜能清晰地显示 Pit，但染色液使清晰的 CP 变得模糊，放大观察 CP 图像会显得比较困难。NBI 将光学结肠镜中连续波长滤光器置换为窄波滤光器，形成高密度蓝光，可清晰地显示 CP 和黏膜结构，联合放大结肠镜，可进一步提高早期大肠癌的检出率，尤其是对于大肠平坦型肿瘤可提高诊治的精确度，并且为内镜下的治疗如 EMR、ESD 提供了基础和保证。

3.CP 分型

目前国内外分型很多，但尚无统一公认

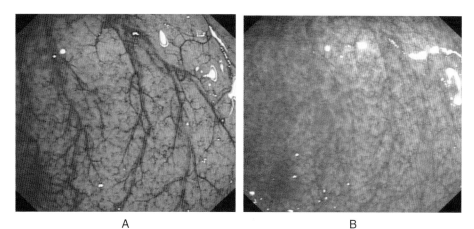

图 2-52 NBI 结肠镜对黏膜内血管的观察
A.普通内镜；B.NBI 结肠镜

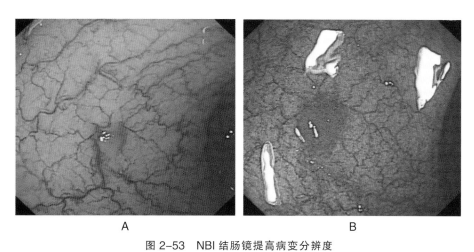

图 2-53 NBI 结肠镜提高病变分辨度
A.普通结肠镜下较小的扁平息肉不十分清晰；B. NBI 结肠镜下见病变处为茶褐色，更为清晰

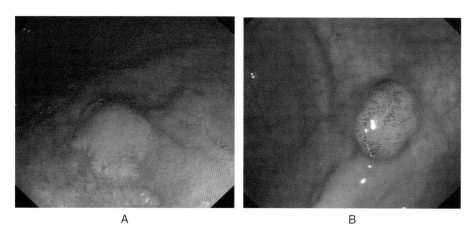

图 2-54 NBI 内镜对病变性质的鉴别
A.NBI 结肠镜下见扁平的隆起型病变，表面未观察到微小血管，为增生性息肉；B. NBI 结肠镜下同为
隆起型病变，表面网状微血管清晰可见，呈茶褐色，为结肠腺瘤

的标准。在日本，常用的分型有以下两种。

（1）佐野 CP 分型

Ⅰ型：规则的六角形的蜂窝样结构微血管，内镜观察困难，组织病理诊断为正常黏膜和增生性息肉。血管直径 6.4~20.9μm（图 2-55A、B）。

Ⅱ型：正常和较粗血管，腺管周围呈管状和卵圆状微血管，部分蜂窝样结构微血管残存，容易被结肠镜观察，组织病理诊断为腺瘤样息肉，血管直径（13.1±3.3）μm（图 2-55C）。

Ⅲ型：正常和较粗血管，不规则腺管周围卷入毛细血管。微血管直径不一、中断和密度增加，蜂窝样结构的微血管被破坏，仍可被结肠镜观察，组织病理诊断为癌，血管直径 2.2~84.5μm。（图 2-55D）。

（2）田中 CP 分型

A 型（增生结构）：微血管观察不清，为增生性病变（图 2-56A）。

B 型（腺瘤结构）：规则的网状微血管，间接观察整齐的腺管结构，为腺瘤（图 2-56B）。

C 型（癌性结构）分为以下亚型：

C1 型：不规则网状微血管，间接观察不规则腺管结构，血管粗细一致和分布均匀为腺瘤、M 癌或 SM-s 癌（SM 浸润深度<1000μm）（图 2-56C）；

C2 型：不规则网状微血管，间接观察不规则腺管结构，血管粗细和分布不均匀为 SM 癌（图 2-56D）；

C3 型：网状结构破坏、无法间接观察腺管结构，血管粗细不一致和分布不均匀，出现无血管区域，不规则血管中断呈散在断片状分布，为 SM-m 癌（SM 浸润深度≥1000μm，图 2-56E）。

4.NBI 国际结直肠内镜分型（NICE 分型）

目前国际上较为常用的对结直肠病变性质和浸润深度（增生性息肉、腺瘤或黏膜下深层浸润癌）进行判断的一种较为简易的标准是 NBI 国际结直肠内镜分型（NICE）分型，见表

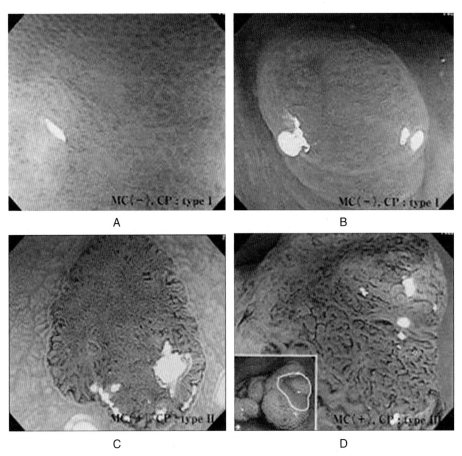

图 2-55　佐野 CP 分型
A. 正常黏膜；B. 增生性息肉；C. 腺瘤；D. 癌

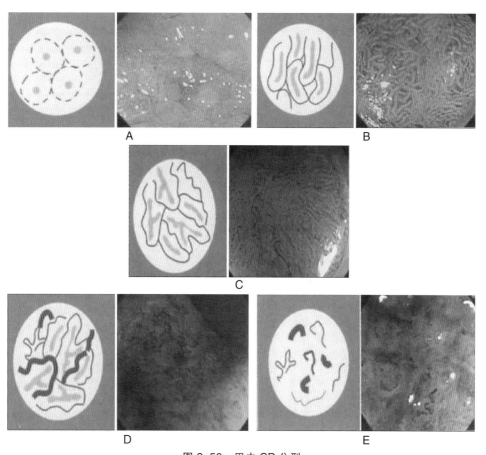

图 2-56 田中 CP 分型
A.A 型；B.B 型；C.C1 型；D.C2 型；E.C3 型

2-2、图 2-57。主要观察黏膜的颜色、血管结构和表面结构。2009 年，由结肠肿瘤 NBI 组（colon tumor NBI Interest group，CTNIG）提出的 NICE 分型，它是首个可结合或不结合放大内镜的 NBI 分型，因其简单易行被普遍接受。NICE 分型诊断准确性高，但其无法将高级别上皮内瘤变、黏膜下浅层浸润癌与低级别上皮内瘤变区分开，故无法进一步决定内镜治疗的方法（分片 EMR、整块 EMR 还是 ESD）。

5.日本 NBI 专家组分型（JNET 分型）

JNET 分型为统一多种 NBI 放大内镜分型，2011 年由 38 位日本放大结肠镜专家组成日本 NBI 专家组（JNET）在 2014 年提出首个通用的结直肠肿瘤的 NBI 放大内镜分型，即为 JNET 分型。JNET 分型有以下特点：①以 NICE 分型为基础并以放大内镜为核心；②通

表 2-2 NBI 国际结直肠内镜分型（NICE分型）

	1 型	2 型	3 型
颜色	与周围黏膜颜色相近或更亮	较周围黏膜更显棕色（证实由血管引起的颜色改变）	相对背景黏膜呈深棕色；有时伴不规则白色区
血管结构	表面缺乏血管结构，或者仅有孤立的条状血管	可见增粗的棕色血管围绕白色结构	部分区域血管明显扭曲或缺失
表面结构	可见均匀一致白色或深色点状结构，或没有明显结构	棕色血管包绕的卵圆形、管型或分枝状白色区域	结构扭曲或缺失
病理类型	增生性息肉或无蒂锯齿状息肉（SSP）	腺瘤（包括黏膜内癌和黏膜下浅层浸润癌）	黏膜下深层浸润癌

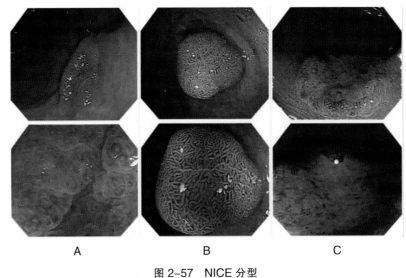

图 2-57 NICE 分型
A.1 型；B.2 型；C.3 型

过放大观察，JNET 分型将 NICE 分型中的 Type 2 分为 2A 和 2B 两个亚型；③由于放大内镜不需要评估颜色，所以 JNET 分型中不包括黏膜颜色的变化；④由血管结构和表面结构两部分组成（表 2-3；图 2-58）。

6.NBI 结肠镜操作注意事项

（1）NBI 结肠镜虽然操作方便，耗时少，但必须由有经验的医师来操作。

（2）建议在普通模式下观察到异常或可疑异常时用 NBI 模式，或在退镜时不时转换模式进行观察。

（3）NBI 结肠镜检查时，对肠道准备要求高。因为在 NBI 模式下肠液、粪汁显示为淡红色，类似血液的混合液体颜色（图 2-59）。肠道里的粪水泡沫较多时，易与微出血相混，粪

表 2-3 日本 NBI 专家组分型（JNET 分型）

	1 型	2A 型	2B 型	3 型
血管结构	·不可见	·血管管径规则 ·分布规则（网状/螺旋状）	·血管管径多变 ·分布不规则	·血管稀疏 ·增粗的血管中断
表面结构	·规则的深色或白色点状结构 ·与周围正常黏膜相似	·规则（管状/分枝状/乳突状）	·不规则或模糊	·无结构区
病理类型	增生性息肉或无蒂锯齿状息肉（SSP）	低级别上皮内瘤变	高级别上皮内瘤变或黏膜下浅层浸润癌	黏膜下深层浸润癌

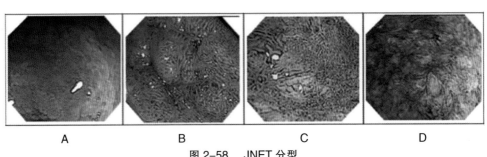

图 2-58 JNET 分型
A.1 型；B.2A 型；C.2B 型；D.3 型

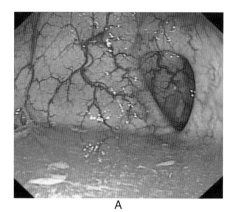

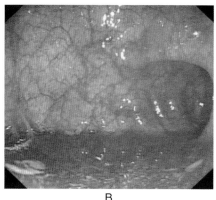

图 2-59　NBI 模式下粪汁显示为淡红色类似血液

A.普通结肠镜下粪汁呈黄色；B.NBI 模式下粪汁呈淡红色

便的颜色也是红色的，与红色的息肉相似，这也易导致误诊及漏诊。故良好的肠道准备是 NBI 观察的前提。

（厉英超，庄　坤）

三、放大结肠镜检查

放大结肠镜是一种新型诊断用内镜，其结构和原理与普通内镜无本质区别，只是在物镜与导光束或物镜与微型摄像机间装有不同倍数的放大镜头，同时像素更密集。通过调节镜头，可光学放大 1.5~170 倍，其放大倍数介于肉眼和显微镜之间，与实体显微镜所见相当，能实时发现肠道黏膜的微细结构，重点观察腺管开口形态或黏膜下血管走形，提高疾病的早期诊断率。

目前，在临床实践中往往将色素内镜检查技术与放大内镜结合应用，能够清晰地观察大肠黏膜的腺管开口形态、排列及黏膜下血管走

形，提高了对病变诊断的能力，尤其是对早期大肠癌的检出率明显提高，并且为内镜下的治疗如 EMR 及 ESD 提供了基础与保障。

（一）检查方法

放大结肠镜的插镜法与普通结肠镜相同，但必须采用单人操作插镜法，这是因为使用变焦放大观察时，必须精密掌握镜头先端部与黏膜间的距离，最适距离约 2mm，且要保持镜身稳定，只有单人操作才能精确控制镜身及先端部，而双人操作因操作者和助手间的配合很难达到如此默契，因此单人操作法是放大结肠镜检查的首要条件。

（二）临床应用

1. 区分腺管开口类型

结合化学色素染色区分大肠黏膜腺管开口类型，从而鉴别正常黏膜、息肉类型、癌性病变等（图 2-60~图 2-63）。

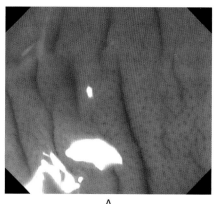

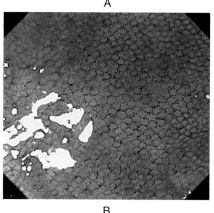

图 2-60　正常大肠黏膜腺管开口（Pit Ⅰ型）

A.靛胭脂染色（放大 80 倍）；B.NBI（放大 80 倍）

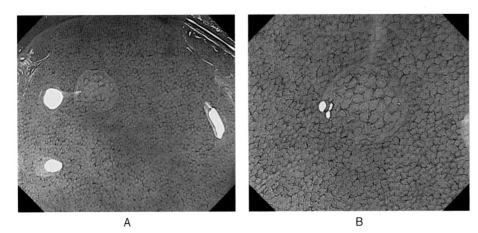

图 2-61　增生性息肉腺管开口（Pit Ⅱ 型）
A.NBI（放大 40 倍）；B.NBI（放大 80 倍）

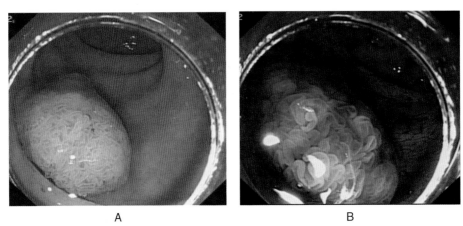

图 2-62　腺瘤性息肉腺管开口（Pit Ⅳ 型）
A. 普通肠镜所见；B. 靛胭脂染色（放大 40 倍）

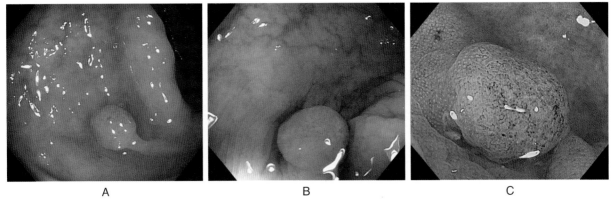

图 2-63　大肠癌性腺管开口（Pit Ⅵ 型）
A.普通肠镜所见；B. 靛胭脂染色；C.NBI（放大 40 倍）

2.对平坦型大肠肿瘤性病变的诊断作用

结肠平坦型病变在常规内镜下一般难以发现，与隆起型病变相比，这类病变通常仅表现为黏膜发红、发白或血管网消失等，尤其是近年来报道的侧向发育型肿瘤，常规内镜下极易漏诊。

放大结肠镜结合黏膜染色技术不仅能从近距离的正、侧面，中等距离或远距离观察病灶，了解其肉眼形态、发育样式、局部性状和范围，还可观察病灶的硬化程度和周围皱襞的集中情况，可利用空气量的变化使病灶形状发生改变，并以此判断病灶的黏膜下侵犯程度。如充吸气变形消失，则肿瘤已进展至 SM3 或肌层或更深。另外，能接近病灶观察其微小构造并进行隐窝的具体分型，可在不作黏膜活检的条件下判断是否有肿瘤，并了解病灶的组织学类型，图 2-64 为普通肠镜和放大肠镜下大肠微小病变的对比所见，靛胭脂染色后使病灶变得清楚，放大后显示的腺管分型可大体确定病变性质。图 2-65 显示一例隆起性病变，放大肠镜下腺管开口为 VN 型，提示癌性病变。

放大结肠镜检查中常用的色素包括靛胭脂、美蓝和甲酚紫。喷洒色素前，病灶上如有粪便或污物，应用生理盐水反复冲洗或喷洒蛋白酶溶液，以洗去病灶表面的黏液，以免染色不满意、着色深浅不均。靛胭脂几乎不被消化

道吸收，主要是隐窝着色，喷洒后可清晰地勾勒出黏膜腺管开口、凹窝及表面的细微结构。黏液白苔、癌组织、肠上皮化生、异型增生均不着色。靛胭脂很容易用水冲洗，而且复原较快，可反复染色观察直至满意。

3.协助对早期大肠肿瘤治疗方法的选择

放大结肠镜结合黏膜染色技术不仅能了解肿瘤的肉眼形态、发育样式、局部性状和范围，还可通过特征性隐窝形态判断肿瘤的组织学类型及黏膜下侵犯程度，为治疗方式的选择提供了依据（表 2-1）。在做大肠肿瘤的内镜下切除治疗时，可通过对切除后病灶周围的放大观察确定是否已完整切除病灶，有无残留。此外，应用放大内镜对治疗后的患者随诊，可对复发病变进行早期诊断和治疗。

4.对溃疡性结肠炎的诊断作用

目前溃疡性结肠炎的诊断主要根据普通结

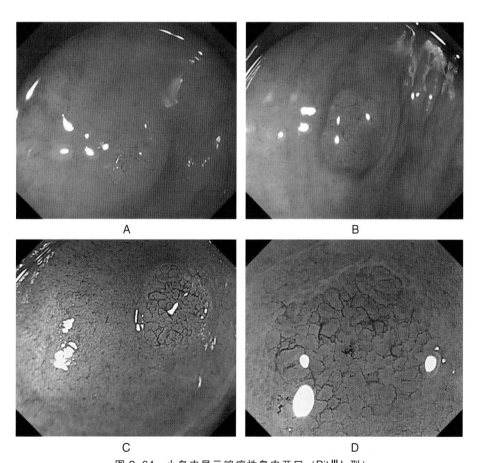

A

B

C

D

图 2-64　小息肉显示腺瘤性息肉开口（PitⅢL 型）

A.普通肠镜所见；B.靛胭脂染色（放大 40 倍）；C.NBI（放大 40 倍）；D.NBI（放大 80 倍）

肠镜的检查结果。由于溃疡性结肠炎的黏膜病变及溃疡形态复杂多样，黏膜活检又缺乏特异表现，部分病例在肠镜下与克罗恩病、肠结核、淋巴瘤及其他肠道溃疡性病变难以鉴别。

放大结肠镜结合黏膜染色技术能显著提高对隐窝细微病变的识别率，有助于内镜下溃疡性结肠炎的诊断及鉴别（图2-66）。

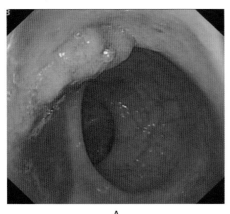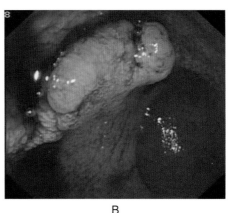

図 2-65　隆起性病变（PitVN 型）

A. 普通结肠镜所见；B. 放大结肠镜所见

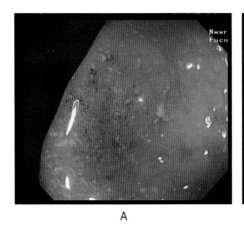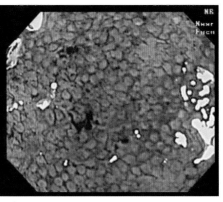

図 2-66　溃疡性结肠炎肠黏膜普通及放大肠镜图像

A.普通肠镜下黏膜纹理不清、散在糜烂；B.NBI（放大80倍）腺管结构破坏有融合缺失

（厉英超，庄　坤）

第4节　超声内镜检查

超声内镜（endoscopic ultrasonography，EUS）是通过安装在内镜先端（2-67A、B）或经由内镜插入的超声探头（图2-67C）进行实时扫描，可以在内镜观察腔内形态的同时获得消化管壁层次以及周围邻近脏器的声学特征。目前广泛应用于消化道及胆胰疾病、纵隔与腹盆腔疾病的诊断及治疗。在结直肠病变的诊断中也逐渐得到重视。在直肠检查中可以使用多种附加技术包括：彩色多普勒功能、精细血流显像、三维超声扫查、弹性成像功能、谐波成像技术、造影增强功能等，提高了诊断准确率，但在结肠病变检查时多以微探头为主，在左半结肠或直肠也可以选择环扫型超声内镜或线阵型超声内镜，由于结肠脾曲转弯不易通过，因此上述两种超声内镜再深入横结肠较困难。

在超声内镜检查时，应注意排除影响观察的干扰因素，例如超声伪像、扫查的切面、超

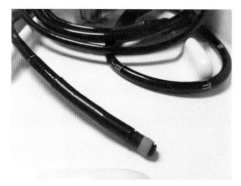

图 2-67A　Pantex 公司 3670URK 环扫型超声内镜

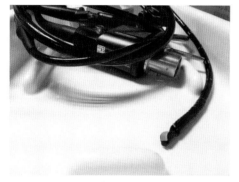

图 2-67B　Pantex 公司 3670URK 线阵型超声内镜

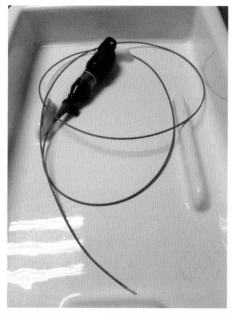

图 2-67C　Olympus 公司 12MHz 高频小探头

声聚集的深度与增益等。环扫型超声内镜可以得到与 CT 扫描类似的图像，但由于图像方向与上消化道正好相反，因此在辨析图像时应注意区分，熟悉下消化道解剖及盆腔脏器毗邻关系是熟练运用超声内镜的基础。

（一）适应证和禁忌证

（1）适应证　大肠黏膜病变（隆起型、平坦型及凹陷型黏膜病变）、息肉、炎症性肠病、大肠恶性肿瘤；大肠黏膜下病变；阑尾开口处及回盲瓣病变；经过大肠能够接近的肠壁外病变如盆腔、腹腔、腹膜后病变。

（2）禁忌证　肛管直肠狭窄、内窥镜无法插入，有腹膜刺激症状的患者；肛管直肠急性期感染或有疼痛性病灶应谨慎；年老体衰、严重高血压、冠心病、心肺功能不全者；腹腔、盆腔手术后早期，怀疑有穿孔、肠瘘或广泛腹腔粘连影响内镜插入者。

（二）术前准备

（1）饮食　超声肠镜检查前 3d 建议无渣或少渣饮食，前 1d 进流食，检查当天早、中餐均禁食。

（2）清洁肠道　超声肠镜检查前需要进行充分的肠道清洁，以减少检查的难度及确保检查的准确性。与普通肠镜相同，一般下午检查者于当天上午 7 时及 10 时分次服用共 2500~3000mL 聚乙二醇电解质散剂来准备肠道（见第 1 章第 2 节肠道准备），大便呈清水样即可，如果仅观察直肠，也可以使用灌肠或分次使用开塞露来准备。

（3）术前签署知情同意　告之患者超声肠镜检查的目的、可能出现的不适、风险等，使患者能够有足够的心理准备。

（4）药物　对于观察结肠、回肠末段或者阑尾开口处病变的患者建议术前给予东莨菪碱或奥曲肽等药物抑制肠道蠕动，将有助于注水后超声扫描。

（三）正常结肠壁超声内镜图像

结肠壁通常可以呈现五层结构，回声显示高—低—高—低—高的表现，分别对应组织学上的浅层黏膜层、深层黏膜及固有层、黏膜下层、固有肌层、浆膜层，如图 2-68 所示。

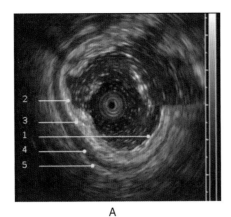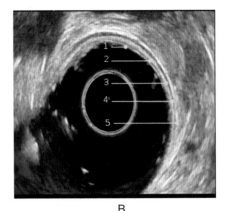

图2-68 结肠壁呈现五层结构

1.黏膜层；2.深层黏膜与固有层；3.黏膜下层；4.固有肌层；5.浆膜层

A.微探头下呈现高低回声相间所见；B.结肠壁在环扫内镜下所见

（四）结直肠常见病变超声所见

1.溃疡性结肠炎

（1）普通结肠镜下特点 黏膜充血、水肿和黏膜下血管纹理消失，多发性糜烂和小溃疡，黏膜变脆易出血（图2-69A）。

（2）超声内镜下特点 表现为肠壁增厚，以第一、第二层增厚为主，各层次结构可稍模糊但无融合（图2-69B）。活动期由于黏膜表面炎性渗出增多，随着病变的加重，1~4层内部增厚，边界不清楚，第4层呈不对称轻度增厚，说明炎症已累及肌层。

（3）鉴别诊断 对溃疡性结肠炎和克罗恩病的鉴别诊断，应在常规结肠镜的基础上，结合EUS检查，判断肠壁内炎症程度，溃疡性结肠炎主要表现在黏膜层至黏膜下层较浅处，重度炎症时，炎症才累及黏膜下层，而克罗恩病主要表现在黏膜下层炎症明显，肌层伴有不规

则肥厚。

2.结肠息肉

（1）普通结肠镜下特点 结肠镜下可见黏膜隆起增生性病变（图2-70A，图2-71A）。

（2）超声内镜下特点 通常情况下，结肠息肉会表现为稍高回声或等回声病灶，在超声内镜下观察多数息肉起源于浅或深的黏膜层，深部层次完整连续（图2-70B，图2-71B）。炎性纤维息肉也可见与黏膜下层关系密切，带蒂息肉可以看到黏膜下层部分反折，应注意区分层次，息肉较大时可以见到其中的滋养血管（图2-71C）。当回声明显减低或出现片状不规则的低回声区向深部浸润时应警惕细胞有恶变的风险。

（3）鉴别诊断 超声内镜下最重要的观察内容是该病变的起源层次，息肉多表现为黏膜层高回声病变，但当超声图像不典型时较难与

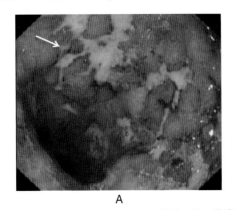

图2-69 溃疡性结肠炎

A.普通结肠镜像；B. 超声内镜像

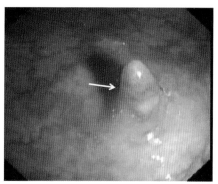
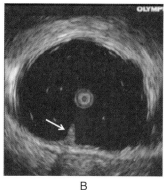

图 2-70 结肠息肉

A.普通结肠镜像；B.超声内镜像

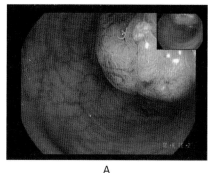
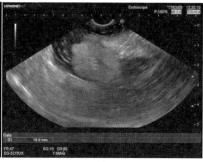
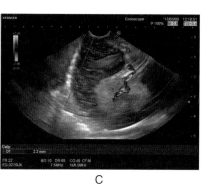

图 2-71 结肠息肉

A.普通结肠镜像；B.超声内镜像；C.多普勒下滋养血管血流清晰

平滑肌瘤、异位胰腺、神经内分泌肿瘤等鉴别，此时需要参考最终的病理结果。

3.结直肠平滑肌瘤（间质瘤）

（1）普通结肠镜下特点 结肠壁局限性隆起，表面黏膜光滑，色泽同周围黏膜，大小从直径数毫米至数厘米不等，常呈类圆形，大者可呈腊肠状，触之较硬（图 2-72A）。

（2）超声内镜下特点 来源于黏膜肌层或固有基层的低回声病灶，其中平滑肌瘤通常较小、外形光滑平整，而间质瘤常较大并超出肠壁生长。图 2-72B 可见隆起来源于固有肌层，呈低回声改变，内部回声均匀。

（3）鉴别诊断 平滑肌瘤与间质瘤均可来源于黏膜肌层或固有肌层，表现为低回声团块，但大部分间质瘤起源于固有肌层，仅仅通过 EUS 图像尚不能完全明确诊断，通过细针穿刺取病理组织行免疫组化染色可进一步明确诊断，间质瘤 CD34 （+）、CD117 （+）。

4.结肠脂肪瘤

（1）普通结肠镜下特点 常为局部隆起性

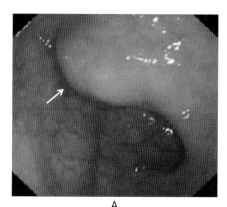

A

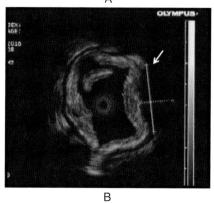

B

图 2-72 结直肠平滑肌瘤（间质瘤）

A.普通胃镜像；B.超声内镜像

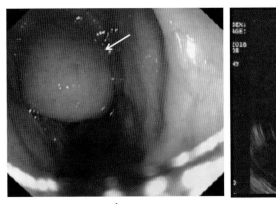

图 2-73 结肠脂肪瘤
A.普通肠镜像；B.超声内镜像

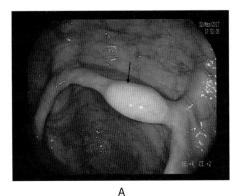
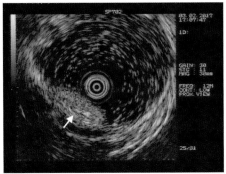

图 2-74 结肠脂肪瘤
A.普通肠镜像；B.超声内镜像

病变，表面黏膜形态正常，色泽苍白或偏黄，软垫征阳性（图 2-73A，图 2-74A）。

（2）超声内镜特点 可见边界清晰、起源于黏膜下层的均匀高回声团块，大的脂肪瘤，后方回声衰减（图 2-73B，图 2-74B）。

（3）鉴别诊断 脂肪瘤起源于第三层黏膜下层，呈高回声均质病变，边界清晰，后方回声衰减，其实质内中没有血管性结构。通常注意与息肉鉴别，息肉来源于黏膜层，可呈高回声改变，层次的判断是鉴别点之一，此外脂肪瘤后方回声衰减。

5.结肠囊肿

（1）普通结肠镜下特点 多为类圆形，表面黏膜光滑，色泽正常，有透明感，血管纹理清晰，触之软（图 2-75A，图 2-76A）。

（2）超声内镜下特点 表现为来源于黏膜下层的无回声病灶，囊肿后方壁回声增强（图 2-74B，图 2-75B）。

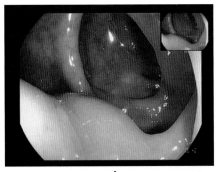

A

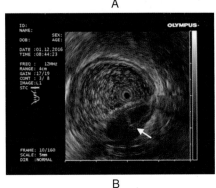

B

图 2-75 结肠囊肿
A.普通肠镜像；B.超声内镜像

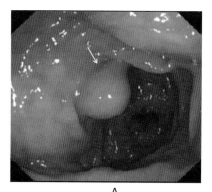

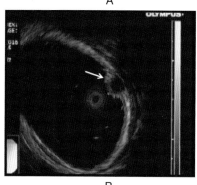

图 2-76 结肠囊肿

A.普通肠镜像；B.超声内镜像

（3）鉴别诊断 囊肿有时容易与平滑肌瘤误诊，关键鉴别点是看起源层次，前者来源于第三层黏膜下层，为无回声结构。后者则来源于第二或第四层，为低回声结构。且囊肿后方声影常增强。鉴别困难时亦可用活检钳触压病变，囊肿压迫易变形。

6.结肠神经内分泌瘤

（1）普通结肠镜特点 结肠神经内分泌瘤又称类癌，直肠为好发部位，多为息肉状结节，直径不超过1cm，质地较韧，表面黏膜完整色淡黄，质地较硬（图2-77A、C）。

（2）超声内镜特点 超声内镜下结肠类癌多表现为第二层或黏膜下层来源的低回声团块，边界清晰，内部回声可自表层向深处逐渐减弱。病灶较为进展者亦可侵犯肠壁其他层次及肠周组织。图2-77B环扫型超声内镜下病变为起源于第二层低回声占位，2-77D高频探头显示直肠起源于黏膜下层的均匀低回声占位。术后病理证实为直肠神经内分泌肿瘤。

（3）鉴别诊断 神经内分泌肿瘤的特点为均匀低回声占位，因此应注意与平滑肌瘤、间质瘤相鉴别。

7.结肠淋巴管瘤

（1）普通结肠镜下特点 镜下可见黏膜下隆起，圆形或类圆形，质地通常中等偏软，表

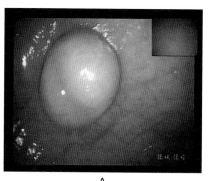

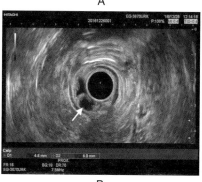

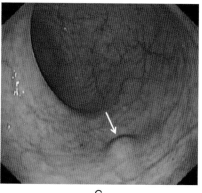

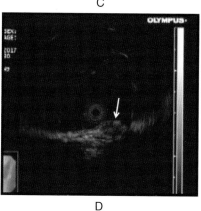

图 2-77 结肠神经内分泌瘤

A.普通肠镜像；B.超声内镜像；C.普通；D.超声内镜像

面光滑。

（2）超声内镜下特点 在超声内镜下于黏膜下层可见低回声或者无回声病灶，内部无血流信号，呈蜂窝样网状分隔结构的病灶。往往需要通过ESD切除后才能鉴别。图2-78A显示升结肠壁广基隆起性病变，2-78B为超声内镜显示起源于第三层低回声占位，呈蜂窝样网状分隔结构的囊状病灶。

（3）鉴别诊断 淋巴管瘤的表现多不典型，因此需要注意与囊肿、纤维瘤、平滑肌瘤或间质瘤相鉴别。

8.结肠气囊肿

（1）普通结肠镜下特点 为黏膜下多发大小不等圆形或椭圆形隆起，可呈囊肿型、微泡型或弥漫型。典型的囊肿型广基无蒂，多数表面光滑，有透明感（图2-79A），部分表面充血、糜烂，活检钳触压时，隆起物有弹性，可压缩，如果囊腔大时使用注射针刺破或活检钳夹破囊壁后可见气泡溢出，随之隆起物塌陷以至消失，但微泡型气囊肿的积气位于固有层，直径10~100μm，结肠镜下难发现，显微镜下可观察到，有时易误诊为脂肪浸润。

（2）超声内镜下特点 显示黏膜层多发气体高回声（图2-79B）。

（3）鉴别诊断 由于结肠气囊肿多数光滑柔软，因此主要与结肠脂肪瘤、结肠囊肿、血管瘤等区分，而超声下的图像特点较易鉴别。

9.结直肠恶性肿瘤

（1）普通结肠镜下特点 表现为肠黏膜上局限性结节、隆起型病变、溃疡型病变或形成浸润型病变。

（2）超声内镜特点 结直肠恶性肿瘤的超声内镜图像特点为低回声病变，早期结直肠癌为低回声病变局限在黏膜下层内（第三层以内），进展期病变浸润至固有肌层（第四层）或浆膜（第五层），肠壁各层融合成不规则低回声病变。超声内镜主要用于评估结直肠癌浸润深度，能够近距离扫查与分辨病灶细节，并且获得较高的准确率，其T分期整体准确率达到80%，并且在判断T1期病变与T4期病变时

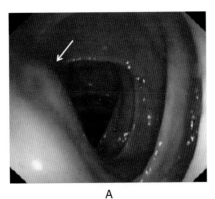

A

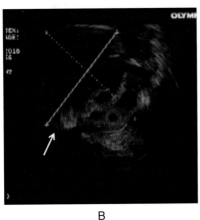

B

图2-78 结肠淋巴管瘤

A.普通肠镜像；B.超声内镜像

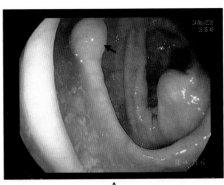

A

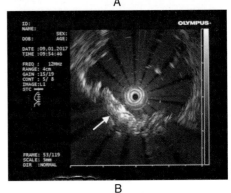

B

图2-79 结肠气囊肿

A.普通结肠镜像；B.超声内镜像

具有更高的准确性（图2-80）。

10.直肠周围脓肿

（1）普通结肠镜下特点　在肠镜下多可见局部直肠壁肿胀或有广基隆起，表面偶见瘘口，有明显触痛。

（2）超声内镜下特点　直肠外可见类圆形无回声囊腔（图2-81），可呈单腔或多房状囊腔。如有瘘管或窦道可于超声下发现，必要时可行超声

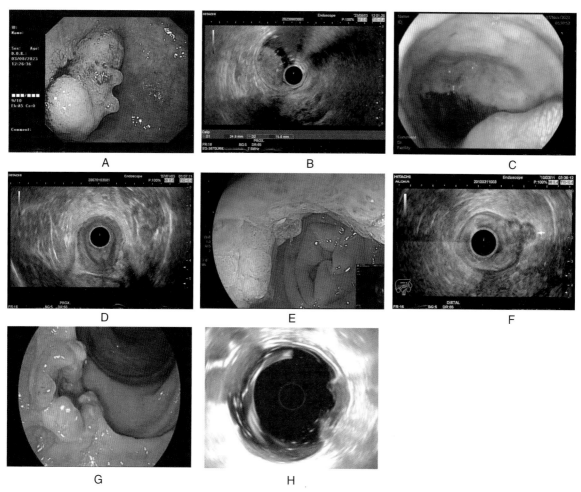

图2-80 结直肠恶性肿瘤光镜及超声内镜所见

A.光镜下直肠黏膜隆起型病变；B.超声内镜见T1病变，病变基底部黏膜下层边界消失模糊；C.光镜下直肠黏膜溃疡型病变；D.超声内镜见T3病变，1~4各层融合呈不均匀低回声占位；E.光镜下直肠隆起型病变；F.超声内镜见T3病变，浆膜下脂肪组织受累，壁外见1枚淋巴结（白色箭头）；G.光镜见直肠隆起溃疡型病变，H.超声内镜见T4病变累及浆膜

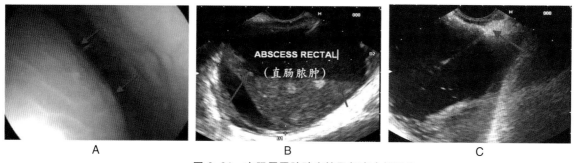

图2-81 直肠周围脓肿光镜及超声内镜图像

A.光镜显示直肠一隆起性病变；B.超声内镜显示圆形无回声囊腔，内有高回声坏死物质；C.EUS引导下细针穿刺脓液（引自 Mindy Lee, Manhal Izzy, Sammy Ho.Novel use of fully covered self-expandable metal stent for drainage of perirectal abscess. A case series.Arab J Gastroenterol, 2017 Jun,18 (2) :122-125. B图汉字系笔者标注）

内镜引导下细针穿刺，抽取囊液化验分析。

（3）鉴别诊断 脓肿位于直肠旁间隙内，应与肿大的淋巴结、盆腔肿瘤性占位、子宫附件病变鉴别，而发热、疼痛等病史特点、FNA穿刺液分析是重要的鉴别依据。

（马师洋，贾皓，程妍）

第5节 无痛结肠镜检查

无痛结肠镜检查法，即在全身麻醉状态下进行结肠镜检查，由经验丰富的麻醉医生，通过静脉注射有镇静作用或麻醉作用的药物以及相关技术，使患者舒适、安静，呈浅麻醉状态，对镜检过程遗忘，达到无痛苦检查的目的。

无痛结肠镜检查技术的核心为镇静药物的应用及检查适应证的选择。术前应仔细询问病史、严格掌握适应证是其成功的前提，而判断和掌握镇静程度是无痛术成功的关键。

（一）适应证及禁忌证

适应证：①有结肠镜检查及治疗的适应证但恐惧常规结肠镜检查者；②精神高度紧张及恐惧心理，不能配合常规结肠镜检查者；③伴有其他疾病而病情又需要做结肠镜检查者，如高血压、冠心病、陈旧心肌梗死等疾病，心功能Ⅰ、Ⅱ级者；处于稳定状态的心功能Ⅲ、Ⅳ级患者，可酌情在密切监测下实施。④必须做结肠镜检查但不能合作的小儿患者、精神病患者；⑤进行费时、技术复杂的结肠镜下操作时如ESD、EMR、EUS等。

禁忌证：①有常规结肠镜检查及治疗的禁忌证；②对镇静、麻醉药物有过敏史者；③孕妇及哺乳期妇女；④易引起窒息的疾病患者，如急性上呼吸道感染及咳嗽、咳痰明显者、严重肺心病、上消化道大出血、胃潴留者；⑤严重鼾症、哮喘发作期、过度肥胖者及心动过缓者宜慎重；⑥未得到控制的可能威胁生命的疾病，如未控制的严重高血压、严重心律失常、不稳定心绞痛、心功能Ⅴ级、肝功能障碍

（Child-PughC级以上）、严重贫血等。

（二）开展无痛结肠镜应具备的条件

在常规消化内镜室基本配置的基础上，开展无痛结肠镜还应具备以下设备及药品条件：

1.可进行血压、脉搏、氧饱和度和心电图监测的常规监护仪。

2.麻醉机、简易呼吸气囊、麻醉咽喉镜与不同型号气管导管等常规气道管理设备与工具，心脏除颤仪等抢救设备。

3.供氧与吸氧装置、单独的负压吸引装置、静脉输液装置。

4.急救药品如阿托品、麻黄碱、去甲肾上腺素、肾上腺素、异丙肾上腺素、利多卡因等。

5.具有独立的麻醉苏醒室或麻醉苏醒区域，也应配置常规监护仪、麻醉机、输液装置、吸氧装置、负压吸引装置以及急救设备与药品等。

（三）操作流程

1.麻醉前访视与评估

在进行无痛结肠镜检查前，麻醉医师和内镜医师需要充分沟通，做好如下麻醉前访视与评估：

（1）应告知患者和（或）患者受托人无痛结肠镜检查操作方案，并向患者和（或）受托人解释无痛结肠镜检查目的和风险、操作程序和注意事项，并签署结肠镜检查及麻醉知情同意书。

（2）麻醉风险评估主要包括三个方面：病史、体格检查和实验室检查。重点判别患者是否存在困难气道、恶性高热易感；是否存在未控制的高血压、心律失常和心力衰竭等可能出现的严重心血管事件；是否有肥胖、哮喘、吸烟和未禁食等可能出现的严重呼吸系统事件；是否有胃肠道潴留、反流或梗阻等可能导致反流误吸的情况。

（3）一般患者应在术前禁食至少12h，术前禁水至少4h；如患者存在胃排空功能障碍或胃潴留，应适当延长禁食和禁水时间，必要时行胃肠减压置入。

2.麻醉实施方案

患者入室，根据检查类别摆放好体位，连

接监护设备，自主呼吸下充分给氧去氮（3~5L/min，3~5min），开放静脉通道，并记录患者生命体征，可采用下列不同的麻醉方法。

（1）咪达唑仑成人初始负荷剂量为 1~2mg（或小于 0.03mg/kg），1~2min 内静脉给药。可每隔 2min 重复给药 1mg（或 0.02~0.03mg/kg）。检查结束后可用氟马西尼（0.2~0.6mg）进行拮抗。

（2）成人静注芬太尼 $1\mu g/kg$ 或舒芬太尼 $3~5\mu g$ 3min 后，缓慢静脉注射初始负荷剂量的丙泊酚 1~2mg/kg 或依托咪酯 0.2~0.3mg/kg，当患者出现睫毛反射消失、呼吸略缓慢及全身肌肉松弛时停止注射并开始插入内镜进行结肠镜检查。根据患者体征如呼吸加深、心率增快，甚至体动等，可每次静脉追加丙泊酚 0.2~0.5mg/kg 或依托咪酯 0.1mg/kg，也可持续泵注丙泊酚 6~10mg/（kg·h）或依托咪酯 $10\mu g/（kg·min）$。对于一些体重偏低、心肺功能差的老年患者，一般单用丙泊酚负荷剂量 1.0~2.0mg/kg 即可达到深度镇静要求。

（3）1~5 岁的小儿消化内镜诊疗可选用氯胺酮，肌肉注射 3~4mg/kg 后开放静脉，待患儿入睡后进行检查；必要时可持续泵入 2~3mg/（kg·h）维持。如果患儿配合且有条件情况下，可以七氟烷吸入诱导后开放静脉，再以丙泊酚维持。

（4）右美托咪啶对于结肠镜检查时间长、操作困难的患者有一定的优势，可使患者安静地处于睡眠状态，呼之能应，循环稳定且无明显呼吸抑制。一般建议静脉泵注右美托咪定 $0.2~1\mu g/kg$，10~15min 后，以 0.2~0.8$\mu g/（kg·h）$维持；可复合瑞芬太尼 $0.1~0.2\mu g/（kg·min）$，以加强镇痛作用。

3.检查后苏醒及注意事项

（1）检查结束后尚未清醒（含嗜睡），或虽已清醒但肌张力恢复不满意的患者均应进入麻醉恢复室观察。

（2）观察指标包括患者血压、心率、呼吸、脉搏、血氧饱和度和神志状态以及有无恶心、呕吐等并发症。

（3）严密监护，确保不发生坠床。

（4）术后观察 30~60 min，待患者完全清醒后由家属陪同方可离开，术后当天不能驾车，不能从事高空作业或操作重型机器，以免发生意外。

（四）实施无痛结肠镜检查术时注意事项

1.为确保患者安全，应严格按照手术室麻醉指南配备检查室：氧气源，充足可靠的吸引，至少能输送 90% O_2 的自动充气手动复苏器，足够的麻药和设备，符合"基本麻醉监护标准"的足够监视设备，足够的电源插座且需连接应急电源，观察患者和监视的设备保证，足够的照明，为患者、机器、支持设备提供足够大的空间等。

2.检查前应详细了解患者情况，包括病史和体格检查，严格掌握适应证及禁忌证。并向患者讲明无痛术的操作程序和注意事项有助于缓解其紧张情绪。

3.应由具有熟练麻醉基本知识与心肺复苏技能的麻醉医师与技术熟练的内镜医师共同进行，两者良好的配合可缩短检查时间，减少用药量，降低并发症及危险发生率。当在操作过程中出现患者生命体征不稳定等其他意外时，内镜医师应主动与麻醉医师沟通，并听从麻醉医师建议安排，必要时应暂停或终止操作。

4.静注药物时要慢推以防止静脉炎，要边注药边密切观察患者病情。

5.术中应严格监测血压、心率、呼吸、血氧饱和度，常规鼻导管给氧。

6.无痛结肠镜检查是在毫无反应状态下插镜，患者疼痛反应消失，肠管松弛，发生穿孔及大出血等并发症的概率较常规结肠镜检查时大大增加，因此进镜动作一定要轻柔。

（刘　欣，田俊斌）

第 3 章　常见病的诊断

第 1 节　实用大肠解剖知识

大肠由直肠、结肠和盲肠组成。直肠为大肠最末端，其近端与乙状结肠相移行，远端与肛管相连。结肠为介于盲肠和直肠之间的部分，按其所在位置和形态，分为升结肠、横结肠、降结肠和乙状结肠四部分，它在腹腔内的位置和行走近似于围成一个方框，全长约150cm，管径 5~8cm。盲肠最粗，平均长 6~8cm，有回盲瓣与回肠相连，回盲瓣也是盲肠与升结肠的分界，在盲肠左后侧壁相当于回盲瓣下方 2~4cm 处有阑尾开口与阑尾相通；升结肠长约 15cm，位于右侧腹，在肝下方形成弯曲与横结肠移行，此弯曲称结肠右曲，也称结肠肝曲；横结肠约 50cm，伸展性较大，长度及位置因人而异，如内脏下垂者横结肠可较长并垂向下腹部，横结肠于左季肋形成弯曲与降结肠移行，此弯曲称结肠左曲，也称结肠脾曲；降结肠约 20cm，位于左侧腹，位置相对较固定，于髂嵴水平移行于乙状结肠；乙状结肠呈 "乙" 字状弯曲，长 40~50cm，下端与直肠相连；直肠长 12~15cm，下端与肛管相连（图 3-1，图 3-2）。由近端结肠向远端结肠逐渐变细，其长短粗细与肠腔内容物的充盈程度、肠管的收缩和松弛有关。

盲肠和结肠还具有 3 种特征性结构：在肠表面沿着肠的纵轴，由肠壁纵行肌增厚形成的

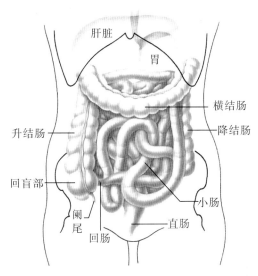

图 3-1　实用大肠解剖示意图

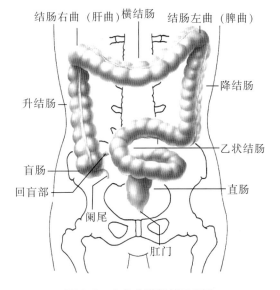

图 3-2　实用大肠解剖示意图

结肠带；由肠壁上的横沟隔成囊状的结肠袋；在结肠带附近由于浆膜下脂肪聚集，形成许多大小不等的脂肪突起称肠脂垂。

（戴 菲，李 红）

第2节 正常大肠形态

直肠全长 12~15cm，两端细，中间肠腔扩大形成直肠壶腹。直肠已失去结肠特征，无半月皱襞，有 3 个亨图瓣（图 3-3）。直肠下端与肛管相连处肠腔变窄，使黏膜面上形成 6~10 条垂直的黏膜皱襞，称肛柱；其下端之间彼此借半月形黏膜皱襞相连，形成小隐窝，称肛窦。根部有锯齿状的环形成，称齿状线（图 3-4）。直肠与乙状结肠连接部管径较窄，与乙状结肠管径相等（图 3-5）。

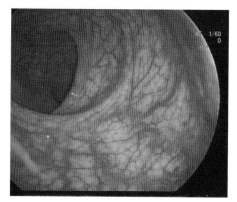

图 3-5 直肠乙状结肠移行部

正常结肠黏膜呈橘红色，表面光滑湿润，有光泽。结肠肝曲和脾曲的黏膜呈蓝色或青紫色，混有分支血管。由于结肠黏膜层较薄，黏膜下层的血管能清楚显现，称血管纹理，其特征为鲜红条束网状结构，主干较粗，分支逐渐变细，终末支为细丝状，与另一支血管分支相吻合和交错形成网状（图 3-6）。有时因清洁灌肠或泻剂对局部黏膜的刺激，黏膜充血、水肿、血管增粗、边缘发毛不清，应与病理性炎症区别。

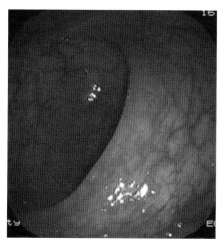

图 3-3 正常直肠黏膜

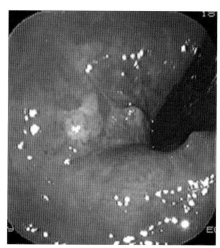

图 3-4 翻转观察肛管、齿状线

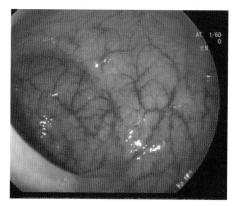

图 3-6 正常结肠黏膜血管纹理

乙状结肠距肛门缘 15~30cm，肠腔管径最细，常呈新月形或椭圆形（图 3-7），充气时结肠袋消失，肠腔可呈圆筒形。

降结肠距肛门缘 25~40cm，肠腔呈类圆筒形或直立的等边三角形（图 3-8）。结肠脾曲距肛门缘 40~45cm，肠管走向常呈向左走行的急弯，左侧可见隆起较高的半月襞，右侧见深凹的结肠袋，黏膜呈淡青蓝色（图 3-9）。

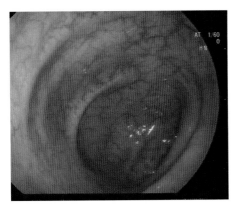

图 3-7　正常乙状结肠形态

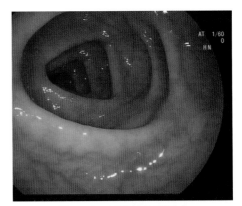

图 3-10　正常横结肠形态

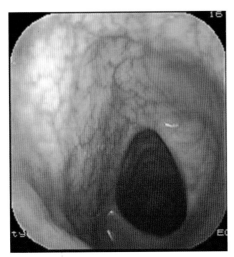

图 3-8　正常降结肠肠腔

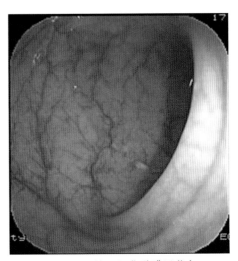

图 3-11　结肠肝曲黏膜呈蓝色

升结肠距肛门缘 60~80cm，肠腔呈直立三角形，半月襞最显著，结肠袋最深（图 3-12）。

盲肠距肛门缘 70~90cm，呈短而粗的圆形盲袋，腔内可见 "V" "Y" 形的黏膜皱襞（图 3-13）。盲肠中间可见阑尾开口，似憩室样、半月状或线样（图 3-14），回盲瓣位于升

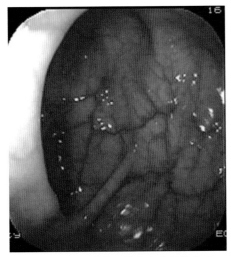

图 3-9　结肠脾曲肠管向左走行的急弯

横结肠距肛门缘 40~60cm，肠腔呈倒三角形（图 3-10）。结肠肝曲距肛门缘 55~60cm，常不见肠腔，为向右或向下的急弯，黏膜呈青蓝色（图 3-11）。

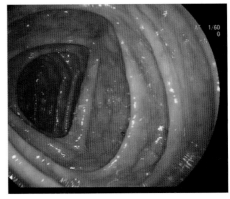

图 3-12　正常升结肠形态

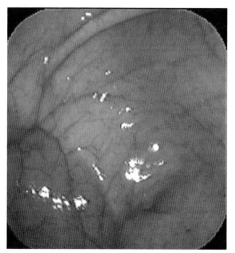

图 3-13 正常盲肠

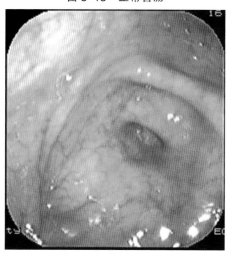

A

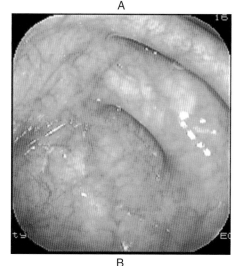

B

图 3-14 阑尾开口

A 憩室样开口；B 半月状开口

结肠、盲肠移行部的内侧缘，呈口唇样（图 3-15），也有呈乳头状或肿块状突起（图 3-16），随回肠的蠕动而变化。

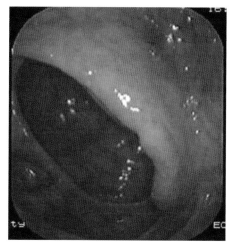

图 3-15 回盲瓣（口唇样）

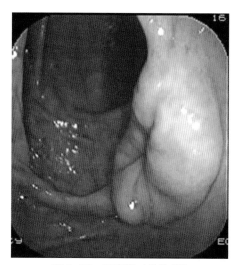

图 3-16 回盲瓣（肿块状）

（戴　菲，李　红）

第 3 节　大肠常见病

一、大肠息肉

1.概　念

大肠息肉是指任何从大肠黏膜上皮来源的、表面突出到肠腔的良性隆起状病变。有的貌似息肉，但对诊断有疑问者也可在未确定病理性质前称息肉样病变，如息肉样癌、息肉样腺瘤。但结肠腺瘤现已习惯性地将它称之为腺瘤性息肉，直接划入息肉范畴，据报道结肠息肉中腺瘤约占 80%。

息肉可为单发或多发，以直肠及乙状结肠多见，也可见于降结肠、横结肠、升结肠。结肠息肉临床表现不一，大多数病例没有引人注意的症状，部分患者可有腹痛、腹泻、便血，大便中可含有黏液，或伴有里急后重感。结肠息肉的组织学分类尚不统一，目前较常使用的是 Morson 法把结肠息肉分成 4 类：肿瘤性（腺瘤性）；错构瘤性（幼年性）；炎性和增生（化生）性。也可将结肠息肉分为腺瘤性息肉与非腺瘤性息肉两大类。腺瘤性息肉包括管状腺瘤、绒毛状腺瘤、管状绒毛混合腺瘤，具有易癌变倾向，如家族性结肠息肉病等属此类。非腺瘤性息肉包括错构瘤性息肉、炎性息肉、增生性息肉等，一般无癌变倾向，但也有癌变的报道。幼年性息肉、Peutz-Jeghers 综合征（黑斑息肉综合征）等属错构瘤性息肉。

2.结肠镜下特点

大肠息肉在内镜下的形态分类可按日本山田对隆起性病变的分类方法分为 4 型：Ⅰ型，隆起起始部平滑呈慢坡上升，无明显境界；Ⅱ型，隆起呈半球状或平盘状；Ⅲ型，有亚蒂隆起；Ⅳ型，有蒂隆起（图 3-17）。大肠息肉以亚蒂和无蒂型多见，息肉色泽与周围黏膜比较呈红色或略显苍白，表面有时伴有糜烂（图 3-18~图 3-21）。

（1）腺瘤性息肉　腺瘤性息肉也常称之为

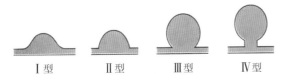

| Ⅰ型 | Ⅱ型 | Ⅲ型 | Ⅳ型 |

图 3-17　隆起病变山田分型

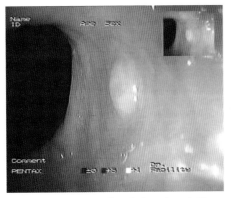

图 3-18　结肠无蒂型息肉（山田Ⅰ型）

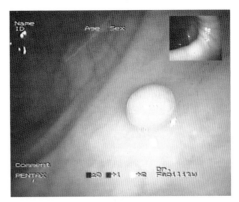

图 3-19　结肠无蒂型息肉（山田Ⅱ型）

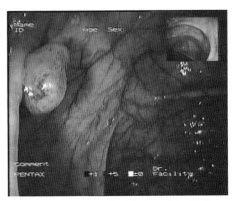

图 3-20　结肠亚蒂型息肉（山田Ⅲ型）

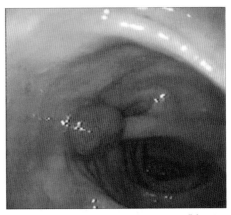

图 3-21　结肠有蒂型息肉（山田Ⅳ型）

腺瘤。20 岁以前少见，50 岁以后发病率明显升高。可分布于结肠的各段，好发于直肠和乙状结肠。腺瘤呈半球状或分叶状，也可呈扁平状或结节状，其中管状腺瘤最多见。管状腺瘤多为有蒂型或亚蒂型，无蒂少见，常多发。绒毛状腺瘤绝大多数为无蒂或亚蒂型，瘤体蔓延面积较大，直径一般>2.0cm，很少为多发性。绒毛状管状混合腺瘤可为有蒂或无蒂型（图 3-22A、B、C）。

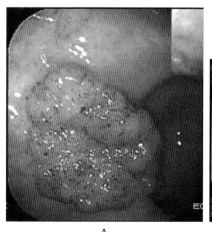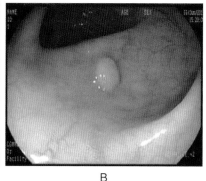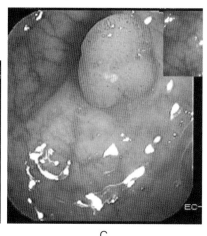

图 3-22 结肠腺瘤性息肉
A.分叶状；B.扁平状；C.结节状

家族性腺瘤性息肉病是一种少见的常染色体显性遗传性疾病。大部分患者有家族史。结肠内有多个大小不等的腺瘤，数目在 100 个以上，多则上千个，其大小由数毫米至数厘米，可累及整个结肠，也可累及其他消化道如胃、小肠，癌变多在 40 岁左右出现（图 3-23A、B、C）。

（2）错构瘤性息肉 如幼年性息肉和幼年性息肉病。幼年性息肉主要发生在儿童，多数在 10 岁以下，成人少见。直肠和乙状结肠多见。一般为单发，多为有蒂型，蒂多细长。息肉多呈直径 1~2cm 大小的球形，表面光滑或呈结节状，也可有分叶，常伴有糜烂和浅溃疡，明显充血呈暗红色，常易出血。息肉可自行脱

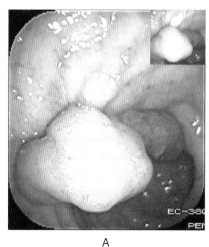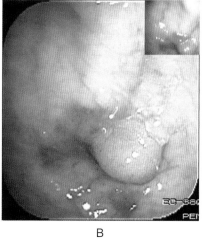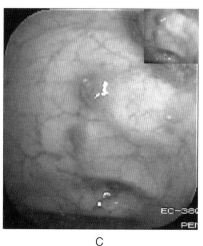

图 3-23 家族性腺瘤性息肉病
A.乙状结肠；B.降结肠；C.横结肠

落（图 3-24）。幼年性息肉病可有家族遗传性，亦可无遗传性，其中结肠型最多见，息肉多发，分布于结肠和直肠，多为有蒂，表面易形成溃疡。胃肠道弥漫型则息肉可分布于胃、小肠及大肠内。

Peutz-Jeghers 综合征又称黑斑息肉综合征。属常染色体显性遗传性疾病。表现为伴有黏膜、皮肤色素沉着的全胃肠道多发性息肉综合征。黑色素斑是本病的主要特征之一，多见于口唇、口腔黏膜和手足掌侧等处，多呈褐色，

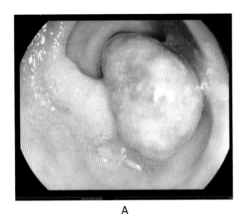

A

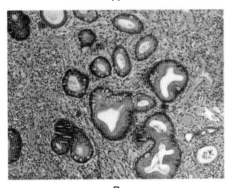

B

图 3-24 6岁小儿幼年性息肉

A.直肠息肉；B.病理示错构瘤

也可呈蓝黑色，不高出皮肤（图 3-25A、B、C）。胃肠道息肉分布于全胃肠道，以空肠最常见，其次是回肠和结肠，直肠少见，呈散在分布。结肠镜下常见息肉散在多发，少数单发。息肉的大小差异明显，小的数毫米，大的数厘米。多有蒂或亚蒂，少数无蒂。息肉表面不光滑，有许多小叶状突起，小叶间有深凹的裂沟。质地中等偏软，色泽与周围黏膜相同（图 3-26A、B）。组织学上，Peutz-Jeghers 息肉亦属于错构瘤。

（3）炎性息肉　炎性息肉又称假息肉。此类息肉继发于结、直肠各种炎症性疾病。一般无蒂，形态多为丘状或不规则形，可似绿豆、黄豆、树枝状、高柱状或条索状，有些呈黏膜桥状，表面光滑，不分叶，颜色与周围黏膜相同，质软。有些在炎症的基础上形成，可见息肉充血，顶部多糜烂或浅溃疡，表面可有渗出物覆盖，质地较脆（图 3-27）。

（4）增生性息肉　增生性息肉又称化生性息肉。较为常见，发生原因不明，多出现在中年以

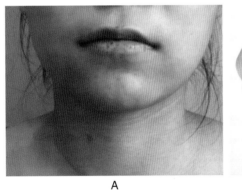

A

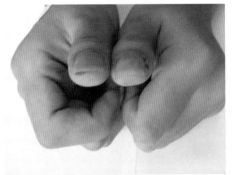

B

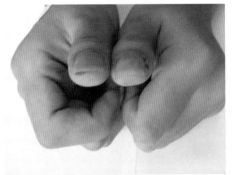

C

图 3-25 Peutz-Jeghers 综合征的黑色素斑

A.口唇黏膜；B.手指甲旁皮肤；C.脚掌侧皮肤

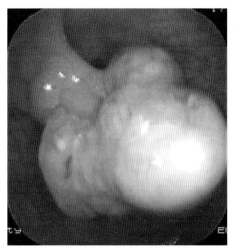

A

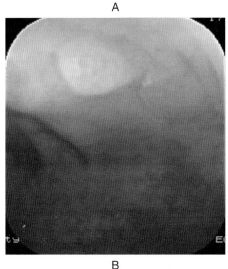

B

图 3-26　Peutz-Jeghers 综合征的息肉形态

A.乙状结肠息肉；B.直肠息肉

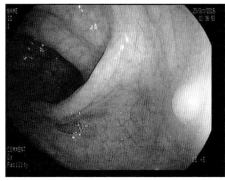

图 3-27　直肠炎性息肉

后。好发于直肠。表现为黏膜表面呈丘状或半圆形隆起，无蒂或亚蒂，体积小，直径多<1.0cm，常为多发，息肉表面光滑，色泽稍显苍白或与周围黏膜相同，易反光，质地软（图 3-28）。

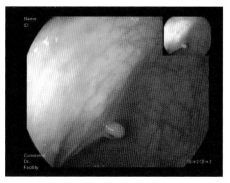

图 3-28　结肠增生性息肉

3. **鉴别诊断**

结肠息肉需与早期结肠癌、黏膜下肿瘤、乳头型回盲瓣、肠道气囊肿病等相鉴别。

（1）早期结肠癌　早期结肠癌中的扁平隆起型与息肉的外形相似，应特别注意加以鉴别。早期结肠癌多无蒂或有宽广的亚蒂，体积多较大，形态不规则，顶部有溃疡或糜烂，表面明显结节不平，质脆或硬，易出血。活检组织学检查可获准确的诊断。

（2）黏膜下肿瘤　黏膜下肿瘤多呈山田Ⅰ型隆起，隆起的起始部界线不分明，表面黏膜光整，常可见桥形皱襞。活检时常可见黏膜在肿瘤表面滑动而肿瘤不与黏膜一同被提起。超声内镜检查有助于诊断。

（3）乳头型回盲瓣　乳头型回盲瓣很像一息肉，但其形态是可变的，有开口，结肠镜可由开口处进入回肠末端，其下方可见盲肠的Y型皱襞和阑尾口。

（4）结肠气囊肿病　结肠黏膜上呈现半球形息肉样隆起肿块，无蒂、广基，表面光滑，透明或半透明，部分呈淡蓝色，反光强，多发性。用活检钳钳破时如肿块塌陷即为本病，有时钳取后可见到空腔。腹部 X 线平片可见有多个大小不等的气泡状透明区，沿肠管分布。

4.**治　疗**

结肠镜检查中发现息肉通常先取活检送病理检查，息肉病理类型不同，处理原则有所差异。发现腺瘤性息肉应尽可能内镜下切除，内镜难以切除干净或增加肠穿孔危险的基底较大的大息肉，要考虑手术。多发性息肉用结肠镜不能完全切除时，要考虑结肠切除术。如病理检查发现腺瘤癌变，再根据浸润范围（特别要注意断端是否有癌浸润）、分化程度、腺瘤性质、大小等决定是否补做根治手术或定期随诊。在腺瘤治疗后，通常劝告患者半年至1年复查结肠镜。若无新的腺瘤发生，以后结肠镜复查的时间可延长为2年一次。对结肠腺瘤病一般主张家族成员自13岁开始进行结肠镜检查，阴性者以后每2~3年复查一次，直至30岁方可除外。若为阳性，诊断确定后一般建议做全结肠切除，回肠肛管吻合。幼年性息肉和息肉病如遇大出血、肠梗阻等情况发生时需急诊内镜或手术治疗，设法将息肉切除。无以上并发症时，也可在结肠镜下切除较大的息肉，以防发生并发症。Peutz-Jeghers综合征的治疗原则同幼年性息肉。炎性息肉仅需要定期复查，增生性息肉一般不引起症状，无须特殊治疗。增生性息肉病由于其发生腺瘤和结直肠癌的风险增加，则需要加强随访。

结肠镜下息肉治疗有高频电、套扎、激光、射频、微波及氩等离子体凝固术等方法，各种方法均各有其优缺点。

（1）高频电凝、电切法　高频电流对组织可以产生脱水、切割和电灼效果，适用于各种大小的有蒂息肉和直径<2.0cm的无蒂息肉以及数目较少、散在的多发性息肉。对于小的无蒂息肉，尤其是直径<0.5 cm的息肉用热活检钳切除更为方便。操作时镜头对准息肉后从活检孔道放入热活检钳，钳住息肉后提拉使息肉基部呈天幕状，用凝固电流切除，标本随钳取出，行病理组织学检查（图3-29）。对于广基、分叶的息肉，通过向黏膜下层注射生理盐水等使病灶与固有肌层充分分离后，用内镜黏膜切除术（EMR）将息肉与黏膜下层一起切除，是近年来的内镜治疗新方法。EMR可以一次或分次切除广基、分叶息肉（3-30A、B、C、D），具体操作参见第六章。对有蒂息肉可用圈套器直接电切（图3-31A、B、C），如为粗蒂息肉，为避免出血，可于蒂底部注射1:10 000肾上腺素生理盐水，使息肉蒂部血管收缩，可减少出血，也可先用钛夹将粗蒂夹住后再行电切。

（2）套扎治疗　用尼龙圈套扎息肉根部，使息肉组织的血液供应中断，1~4 d内坏死脱落。此方法虽简便易行，但脱落的息肉组织不能回收做病理检查（图3-32）。

（3）激光治疗　激光作用于生物组织时，生物分子吸收激光光子产生热效应使组织生热，造成蛋白变性、组织坏死炭化、燃烧直至气化，达到组织去除。此法照射治疗结直肠息肉效果较好。

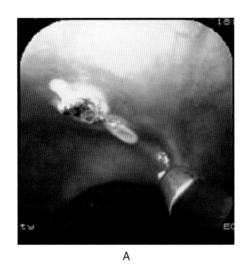
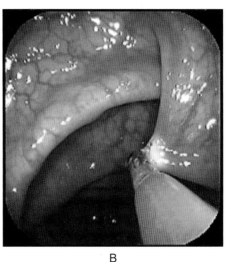

A　　　　　　　　　　　　　　　B

图3-29　结肠小息肉切除法
A.电灼法：高频探头接触隆起息肉局部烧灼；B.热活检法：用热活检钳钳夹息肉提拉呈天幕状

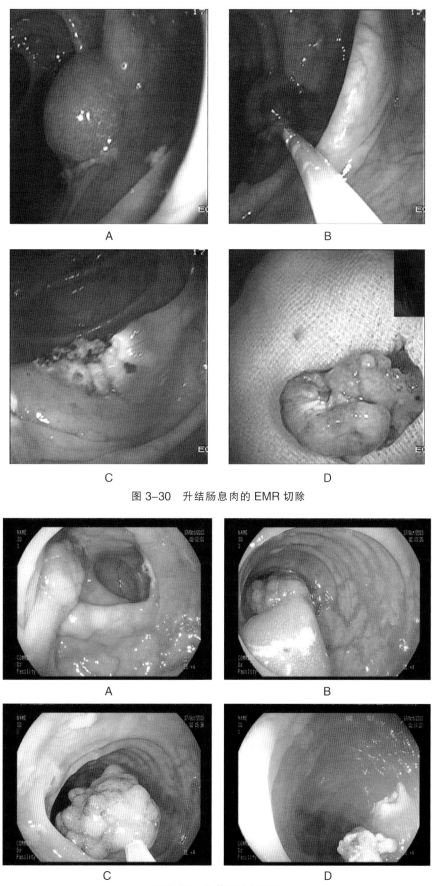

图 3-30 升结肠息肉的 EMR 切除

图 3-31 带蒂息肉的切除

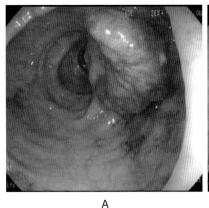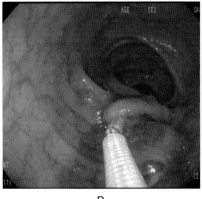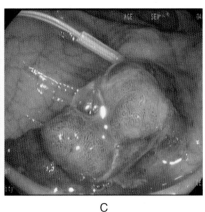

图 3-32 结肠息肉的尼龙圈套扎治疗

（4）射频治疗 射频本质为电磁波，以正弦波释放能量。射频电流进入病变组织时局部产热，组织升温，使组织脱水、干燥和凝固坏死，从而达到治疗目的。射频电极经活检孔导入进行治疗，不良反应小，安全。

（5）微波治疗 微波是电磁波中的一个特定频段，波长在 0.1~1.0mm，频率在 300 MHz~300 GHz。通过球状、杆状、针状的天线探头经结肠镜导入，用产生的热能将息肉凝固气化，并发症较高频电切少，较为安全。

（6）氩等离子体凝固术 氩等离子体凝固术（APC）是非接触性凝固方法，将氩气离子化，把高频能量传送到靶组织，该组织表层可获得有效凝固，从而起到止血和破坏有关组织等治疗作用，与热凝电极治疗相比不存在探头粘连问题（图 3-33）。

总之，息肉治疗应根据患者的具体情况及设备条件，选择治疗措施，尽量避免或减少并发症。

（赵　平，程　妍）

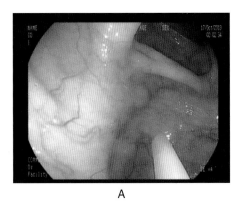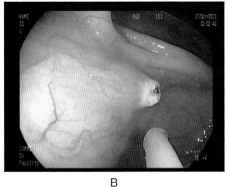

图 3-33 结肠息肉 APC 治疗

二、大肠良性肿瘤

（一）大肠脂肪瘤

1. 概　念

脂肪瘤是因成熟的脂肪细胞增殖形成的病变，无恶变倾向，是大肠内较少见的非上皮性良性肿瘤，好发于升结肠，特别是回盲瓣周围。脂肪瘤通常位于黏膜下，属黏膜下良性肿瘤，少数向腔外生长位于浆膜下，也有位于肌层的壁间型，还有黏膜下脂肪组织弥漫性浸润生长的混合型。一般单发，也有多发性和弥漫性的。大肠脂肪瘤可发生于任何年龄，包括 1 岁儿童，但 50~69 岁为高发年龄段。女性多于男性。可能与脂肪代谢紊乱和肠营养不良有关。脂肪瘤直径<2cm时，一般多无症状。直径>2cm的脂肪瘤因牵拉有可能引起肠套叠、肠梗阻，脂肪瘤表面有糜烂者可引起出血，少数情况下可表现为腹部肿块。

2. 结肠镜下特点

结肠镜下大肠脂肪瘤呈突向肠腔的黄色或乳黄色、质软的圆形或椭圆形丘状隆起，凸起于黏膜下，大小多在1~3cm。表面黏膜多光滑完整，半透明，可有蒂或无蒂，富有弹性，压之可出现凹陷，呈软垫征阳性（图3-34A、B）；个别较大脂肪瘤由于血供障碍，顶部黏膜可有充血糜烂。肿物较大的黏膜下脂肪瘤常常

突入肠腔，少部分有蒂，可形成肠套叠或脱出于肛门外。深挖活检有时可见黄色脂肪样物流出。病理可见成熟的脂肪细胞和纤维性间质组织包缠其间。超声内镜下脂肪瘤表现为位于黏膜下层（第3层）内边界清晰规则的高回声均匀肿块（图3-35）。虽然巨大脂肪瘤有糜烂、出血，易误诊为平滑肌瘤及肠癌，但结肠镜下巨大大肠脂肪瘤也有其特点：①大肠脂肪瘤出血坏死的瘤体头部位于肠腔中央，其后是光滑完整的瘤体的体部及蒂部黏膜，无巨大火山口样溃疡；②瘤体规则无增生，无菜花样改变，黏膜下组织稍发黄；③多次取活体组织检查不能查到癌细胞。

3. 鉴别诊断

诊断主要靠结肠镜检查发现。应与平滑肌瘤、肠气囊肿病、淋巴管瘤、肠壁外病灶压迫肠壁等相鉴别。平滑肌瘤质硬，可滑动，弹性差，超声内镜下平滑肌瘤为黏膜肌层（第2层）或固有肌层（第4层）的低回声均匀肿块。肠气囊肿病是浆膜下或黏膜下气体潴留于肠壁，隆起很软，局部表面较薄，压之可变

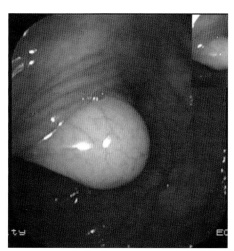

A

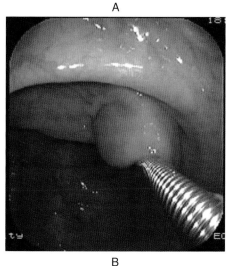

B

图3-34 横结肠近肝曲脂肪瘤内镜下所见

A.脂肪瘤表面呈淡黄色，正常血管像
清晰可见；B.软垫征阳性

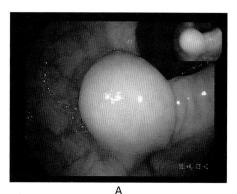

A

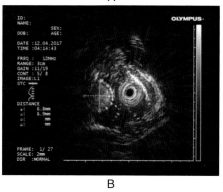

B

图3-35 脂肪瘤的超声内镜所见

A.普通结肠镜下表现；B.超声内镜示黏膜下层高回声

形。淋巴管瘤亦为柔软的黏膜下肿瘤，但色调略灰白，有透光性，可随体位变动而变形，有波动，超声内镜在第三层可见有分隔的囊包，局部穿刺可抽出淋巴液。肠壁外压性病变一般质地较硬，不易活动，有顶突感，超声内镜可明确为壁外病变，易鉴别。

4. 治疗

脂肪瘤恶变非常罕见，对无症状和并发症者可不予特殊处理。一般认为直径小于2cm、表面光滑的脂肪瘤可动态随访观察，也可通过内镜下切除术治疗（图3-36A、B、C）。对有糜烂出血或肠套叠者可局部切除；对于内镜下不能摘除或已出现肠壁坏死、出血、肠套叠复位失败、不全梗阻等宜进行手术切除。对于浆

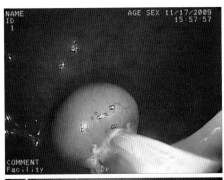
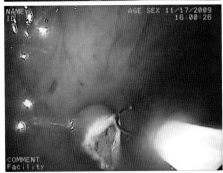
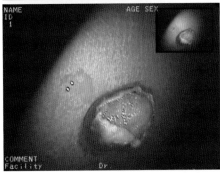

图3-36 上例结肠脂肪瘤的内镜下切除
A、B圈套器高频电切；C切除标本可见脂肪组织

膜下脂肪瘤只需简单剥除，不需打开肠腔。

（鲁晓岚，秦　斌）

（二）大肠平滑肌瘤

1. 概　念

平滑肌肿瘤主要由平滑肌细胞组成，是消化道常见的肿瘤之一，但大肠平滑肌瘤较胃和食管的少见。直肠较结肠好发，在直肠部的还容易恶变为肉瘤。大肠平滑肌瘤为发生于肠壁的肌层或黏膜肌层，来源于固有肌层的黏膜下肿瘤，多为单发，也可多发，直径小的不足1cm，大的可至10cm以上。按肿瘤生长方式可分为肠腔内生长、肠腔外生长、肠壁内生长及向腔内腔外同时生长，其中以向腔内生长者居多。大肠平滑肌瘤常无特异性症状，也可有腹痛、包块、消化道出血，出血的主要原因是肿块受压或由于肿瘤供血不足中心部位缺血坏死及表面溃疡形成所致。

2. 结肠镜下特点

结肠镜下瘤体可为球形、半球形，部分呈分叶状，表面黏膜光整，色泽正常，边界清楚，基底部与正常黏膜间可见桥型皱襞，活检钳触之质地较硬，所谓"软垫征"阴性，有的推之可在黏膜下滑动，多为来源于黏膜肌层者。起源于黏膜肌层的病变隆起明显，而起源于固有肌层的病变隆起较为缓和，当肿瘤较大时瘤体表面可见溃疡和出血改变。普通活检难以取到肿瘤组织，直径较大者有恶变可能。超声内镜下表现为来源于第2层（黏膜肌层）或第4层（固有肌层）的均质低回声肿块，较大肿块中心部可有高回声，系出血和坏死组织回声（图3-37A、B）。

3. 鉴别诊断

应与其他黏膜下肿瘤、肠道间质瘤、平滑肌肉瘤和肠壁外病灶压迫肠壁相鉴别。脂肪瘤和淋巴管瘤质地较平滑肌瘤软。超声内镜下脂肪瘤为高回声，而淋巴管瘤则为无回声的伴有分隔的囊性病灶。平滑肌肿瘤良、恶性的鉴别诊断，可根据病变的大小、形态及超声内镜特点等进行判断，平滑肌瘤病变<3 cm、边界清

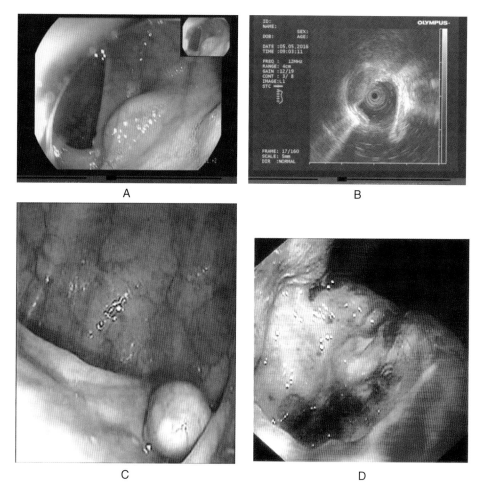

图 3-37 结肠平滑肌瘤
A.平滑肌瘤示半球状隆起；B.超声内镜示均匀低回声；C.平滑肌瘤；D.平滑肌肉瘤

楚，肿瘤表面光滑，溃疡少见，超声内镜示均匀低回声；平滑肌肉瘤直径常>3cm，常伴溃疡形成，边界不整（图 3-37C、D），超声内镜示回声不均匀。超声引导下的细针穿刺可以进一步明确肿瘤的性质，肉瘤中心活检时质地较软，质脆，易出血。

此外还要与大肠间质瘤鉴别。胃肠道间质瘤（GIST）是胃肠道最常见的非上皮性肿瘤，临床变异较大，病理形态多样，传统的分类几乎都将其归为平滑肌瘤。随着免疫组化、电镜等技术的发展和应用，证实此类肿瘤并不同于真正的平滑肌瘤，它是干细胞因子受体（C-kit）蛋白表达阳性的一类胃肠道间叶源性肿瘤，均有不同程度的恶变倾向。此类肿瘤起源于胃肠道固有肌层和黏膜肌层，由梭形细胞和上皮样细胞组成。多发于胃和小肠，其次是直肠、结肠、食管、十二指肠

等，内镜下为黏膜下肿物，与平滑肌瘤不易鉴别，故内镜确诊率低。大多需行病理学检查确定，免疫组化染色 CD117 和 CD34 为主的抗体阳性有助于间质瘤诊断。

4. 治 疗

小的源于黏膜肌层的平滑肌瘤可行结肠镜下切除或定期观察。固有肌层来源者若有症状或有恶变倾向时应手术切除。若肿瘤无恶变证据，技术条件容许，也可行内镜下瘤体全层切除。

（鲁晓岚、秦　斌）

（三）大肠间质瘤

1.概　念

大肠间质瘤是大肠最常见的间叶性肿瘤，是胃肠间质瘤的一种，既非神经源性也非平滑肌源性，独立起源于肠道间质干细胞，由未分

化或多能的梭形或上皮样细胞组成，免疫表型表达 c-Kit 蛋白（CD117），遗传学上有 c-Kit 基因突变。胃肠间质瘤临床上并不少见，发病率为（11~14.5）/100 万，但大肠间质瘤仅占 5%~10%。大肠间质瘤好发于直肠、肛管，病变位于黏膜下层、肌壁内或浆膜下层，可向腔内或浆膜下生长。大肠间质瘤临床表现缺乏特异性，常见为腹部不适、触及腹部肿块、黑便或仅表现为贫血等，其他少见症状包括体重下降、腹泻、便秘、发热、肠梗阻等，有器官转移者可出现转移器官的相应临床表现。约近 1/3 患者没有明显临床症状。大肠间质瘤无明确良恶性界限，临床上认为其均有潜在恶性，其恶性潜能与肿瘤大小及每 50 个高倍镜视野下核分裂数量等密切相关，对其危险度分级为极低危、低危、中危、高危。肿瘤转移以局部浸润和血液转移为主，常见转移部位为肝、腹膜和肺，淋巴转移较少见。

2.结肠镜下特点

肠镜可显示黏膜下肿物，通常界限清楚，一般无包膜，有时可见假包膜。肿瘤大小不等，可呈球形或半球形隆起，基底广阔，表面光滑平坦，色泽正常，体积大的肿瘤可伴随囊性变、坏死和局灶性出血，也可伴有黏膜溃疡。约 95% 肿瘤呈孤立性肿块，而其中有 10%~40% 肿块已浸润周围组织。内镜下活检不易钳取病变组织。在超声内镜下多表现为位于第四层管壁局限性边界清楚的低回声，有时混有少量高回声，系玻璃样变所致（图 3-38A、B）。

3.鉴别诊断

临床上需要与平滑肌瘤、神经鞘瘤、囊肿、纤维瘤等其他肠道肿瘤和肠壁外病灶压迫肠壁相鉴别。囊肿在超声内镜下通常表现为黏膜下层单发或多发性的无回声区，包膜完整，而脂肪瘤则为回声均匀的高回声病灶。平滑肌瘤主要由平滑肌细胞组成，内镜下为黏膜下肿物，与间质瘤不易鉴别，通常需要靠病理学检查确定，平滑肌瘤细胞核长杆状，两端圆钝，胞质丰富嗜伊红，肿瘤细胞呈编织状、束状或鱼骨状排列，免疫组化标记 CD117 阴性。神经

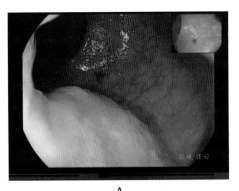

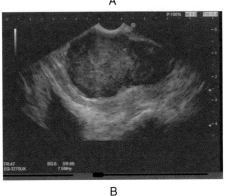

图 3-38 直肠间质瘤

A.间质瘤呈广基黏膜隆起；B.超声内镜示固有肌层低回声、内部回声不均

鞘瘤是软组织的常见肿瘤，但是肠道神经鞘瘤十分罕见，内镜下与间质瘤亦难以区分，需病理学检查确定，神经鞘瘤细胞纤细或肥胖，核长椭圆形或两端尖，成束状型或网状型，常见黏液变性和囊性变，免疫组化标记 CD117 阴性。

4.治 疗

治疗前必须明确间质瘤的诊断，推荐行原发部位 EUS-FNA 活检，同时建议行基因突变检测。大肠间质瘤对放化疗均不敏感，目前主要以手术及分子靶向药物治疗为主。外科手术切除是主要治疗手段，切缘保证组织学阴性防止复发，但淋巴结清扫不作为常规。对病变不大的局限性间质瘤，内镜下切除在近年来也是一种重要的治疗手段。伊马替尼是特异性抑制酪氨酸的分子靶向药物，是目前公认的治疗胃肠道间质瘤的代表和首选药物。对于手术切除的间质瘤，中危复发风险患者术后进行伊马替尼辅助治疗至少 1 年，而高危患者则至少 3 年。对于已有多处转移或难以完整切除的间质瘤，

可先用伊马替尼治疗 6 个月左右再寻求手术机会。对于无法进行手术切除的间质瘤，可持续使用伊马替尼治疗，直至病情进展或出现不可耐受的毒性，此时可更换其他分子靶向药物。

（鲁晓岚，王亚涛）

三、感染性大肠炎

1. 概　念

感染性大肠炎是由多种病原体引起的以腹泻为主要临床表现的一组急性肠道炎症。病原体可以为病毒、细菌及寄生虫等。多因进食不洁食物等原因发病，发病初期多伴有短暂的上腹痛、恶心、呕吐症状，主要症状为腹部阵发性疼痛，且腹痛较为剧烈，腹痛后排糊状便或水样便，继而出现便血，多为黏液血便，排便后腹痛可减轻，部分患者可伴有发热及里急后重感。由于粪便细菌培养阳性率低，往往不能取得病原学证据。

2. 结肠镜下特点

感染性大肠炎急性期黏膜呈弥漫性充血水肿、不规则糜烂和不规则溃疡（图 3-39A，图 3-40A），部分病变呈口疮样改变，可见假膜成形。累及盲肠时，可见阑尾开口处和回盲瓣充血水肿，表面糜烂及小溃疡，直肠可不受累或炎症表现较上段结肠轻。结肠溃疡呈非连续性分布，溃疡之间可见正常黏膜。

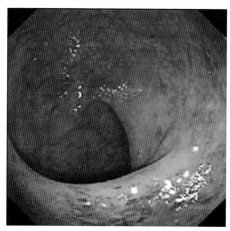

图 3-39A　弥漫性充血水肿糜烂

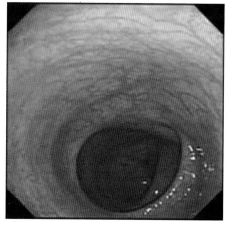

图 3-39B　2 周后复查结肠镜已恢复正常

3. 鉴别诊断

（1）需与溃疡性结肠炎相鉴别，溃疡性结肠炎与感染性大肠炎常相互误诊。两者均为结肠性腹泻的常见病因，临床表现均有黏液脓血便，初发型溃疡性结肠炎与急性感染性大肠炎临床症状相似，文献报道通过比较二者在临床表现、实验室检查、结肠镜及组织学的差异，得到以下相对敏感性和特异性较高的鉴别指标。

1）感染性大肠炎患者于发病前多有不洁饮食史，不洁饮食虽然也是溃疡性结肠炎的诱因之一，但对溃疡性结肠炎的影响明显低于对感染性大肠炎的影响。

2）感染性大肠炎多伴有恶心、呕吐及上消化道症状，溃疡性结肠炎属下消化道疾病，较少伴有上消化道症状。

3）感染性大肠炎发病时病程较溃疡性结肠炎短，溃疡性结肠炎病程多在 4~6 周以上。

4）感染性大肠炎结肠镜检查，直肠可不受累或受累较轻，且溃疡呈非连续性分布，溃疡之间可有正常黏膜；溃疡性结肠炎结肠镜检查，直肠病变往往更严重，病变多呈弥漫性、连续性分布，病变之间常无正常黏膜。

5）病理表现：感染性大肠炎表现为中性粒细胞浸润为主的固有层炎性细胞浸润，无隐窝结构异常；溃疡性结肠炎多表现为弥漫性混合性炎性细胞浸润，有隐窝扭曲、萎缩，基底浆细胞增多等，其中隐窝异常最具鉴别意义。

6）感染性大肠炎患者经抗生素治疗 7~14d

症状可得到缓解，且症状消失后很少复发，近期复查结肠镜恢复正常，预后较好。溃疡性结肠炎仅用抗生素而不使用针对性药物如5-氨基水杨酸制剂，症状一般难以控制，且溃疡性结肠炎易复发，预后较感染性大肠炎差。

（2）应与某些特殊感染性肠炎鉴别如细菌性痢疾、阿米巴痢疾、肠伤寒等。

（3）应与缺血性肠炎、放射性肠炎、嗜酸粒细胞性肠炎、肠型白塞病等鉴别。

4. 治 疗

给予支持治疗，维持水、电解质和酸碱平衡，合理使用抗生素，头孢三代或氟喹诺酮加替硝唑，肠黏膜保护剂如八面体蒙脱石7~10 d可治愈。上述病例经10~14 d治疗后，复查肠镜已恢复正常（图3-39B，图3-40B）。

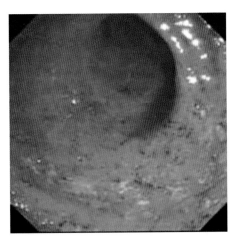

图3-40A 不规则糜烂和不规则溃疡

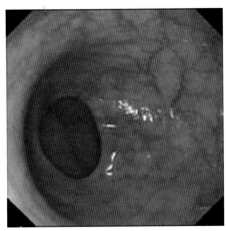

图3-40B 10 d后复查结肠镜已恢复正常

（刘　欣，楚有良）

四、炎症性肠病

炎症性肠病是一类病因尚不十分明确的慢性非特异性肠道炎症性疾病，包括溃疡性结肠炎和克罗恩病，该病的发病率及患病率在全球及我国均报道有急剧增加的趋势。

（一）溃疡性结肠炎

1. 概 念

本病病因尚不清楚，是一种慢性非特异性炎症性疾病，主要累及大肠黏膜与黏膜下层，范围多自直肠开始逐渐向上发展，可累及全结肠，甚至末端回肠，病变呈连续分布。临床表现为持续或反复发作的腹泻、黏液脓血便伴腹痛、里急后重和不同程度的全身症状。可有关节、皮肤、眼、口及肝胆等肠外表现。病情轻重不等，多呈反复发作慢性病程。本病可发生在任何年龄，多见于20~40岁，男女发病率无明显差别。

2. 结肠镜下特点

病变多从直肠开始逆行向近端扩展，呈连续性、弥漫性分布，表现为：①黏膜血管纹理模糊、紊乱或消失，黏膜充血、水肿、质脆、自发或接触出血及脓血性分泌物附着，亦常见黏膜粗糙，呈细颗粒状（图3-41A、B）；②病变明显处可见弥漫性、多发性糜烂或溃疡（图3-42A、B）；③慢性病变可见结肠袋变浅、变钝或消失，假息肉及桥形黏膜等（图3-43A、B）。特别需要注意病变范围，分直肠E1、左半结肠E2（脾曲以远）、广泛结肠E3（脾曲以近乃至全结肠）。

病理学检查：建议多段多点活检。组织学可见以下主要改变。活动期：①固有膜内弥漫性急慢性炎性细胞浸润，包括中性粒细胞、淋巴细胞、浆细胞和嗜酸粒细胞等，尤其是上皮细胞间中性粒细胞浸润及隐窝炎，乃至形成隐窝脓肿；②隐窝结构改变：隐窝大小、形态不规则，排列紊乱，杯状细胞减少等；③可见黏膜表层糜烂，浅溃疡形成和肉芽组织增生。缓解期：①黏膜糜烂或溃疡愈合；②固有膜内中性粒细胞浸润减少或消失，慢性炎性细胞浸润

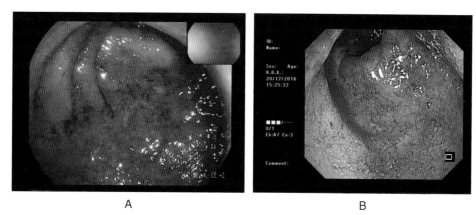

图 3-41 溃疡性结肠炎结肠镜表现之一
A.黏膜血管消失、充血、易脆；B.黏膜粗糙、颗粒状

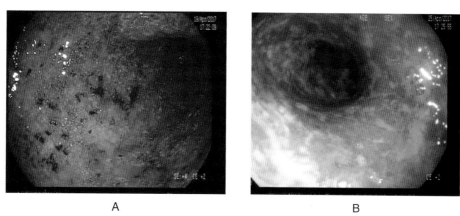

图 3-42 溃疡性结肠炎结肠镜表现之二
A.弥漫性黏膜多发糜烂；B.弥漫性黏膜多发溃疡

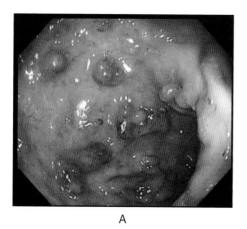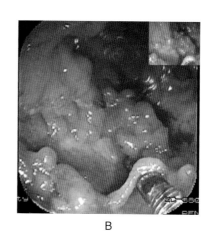

图 3-43 溃疡性结肠炎结肠镜表现之三
A.结肠袋消失、假息肉形成；B.黏膜桥形成

减少；③隐窝结构改变：隐窝结构改变可加重，如减少、萎缩，可见潘氏细胞化生。

3.诊　断

在排除细菌性痢疾、阿米巴痢疾、慢性血吸虫病、肠结核等感染性结肠炎及结肠克罗恩、缺血性结肠炎、放射性结肠炎等疾病基础上，结合临床表现及上述肠镜下表现即可拟诊为本病，加上病理学改变即可确诊。

4. 鉴别诊断

与溃疡性结肠炎鉴别的疾病有很多，其中尤需与结肠克罗恩病鉴别。如见直肠不受累的结肠病变、病变肠段间有正常黏膜的肠段（非连续性）、纵行溃疡间有正常周围黏膜（非弥漫性）；广泛的肛周病变、瘘和腹腔脓肿；肠腔明显狭窄；活检见非干酪样肉芽肿。以上表现支持克罗恩病诊断。溃疡性结肠炎尚需与感染性结肠炎鉴别，鉴别点参见第3章第3节。对于初发病例，临床表现和结肠镜改变均不典型者，暂不诊断，可随访3~6个月，观察发作情况。

重度溃疡性结肠炎或在免疫抑制剂维持治疗病情处于缓解期患者出现难以解释的症状恶化时，应考虑合并艰难梭菌或巨细胞病毒感染的可能。确诊艰难梭菌感染可行粪便艰难梭菌毒素试验，确诊巨细胞病毒感染可行肠镜下活检 HE 染色找巨细胞病毒及免疫组织化学染色，以及血 CMV-DNA 定量。

5. 治 疗

原则上轻度或中度偏轻患者应用 5-氨基水杨酸制剂，中、重度患者应用激素治疗，如果激素无效或依赖可考虑应用免疫抑制剂及生物制剂。病变广泛者全身用药（口服或静滴），局限于直肠或直乙结肠的病变可用栓剂或灌肠治疗。

6. 癌变监测

起病 8~10 年的所有溃疡性结肠炎患者均应行一次肠镜检查。如为 E3 型，则从此隔年肠镜复查，达 20 年后每年肠镜复查；如为 E2 型，则从起病 15 年开始隔年肠镜复查，如为 E1 型，无须肠镜监测。合并原发性硬化性胆管炎者，从该诊断确立开始每年肠镜复查。如发现癌变、平坦黏膜上的高度异型增生行全结肠切除。

（二）克罗恩病

1. 概 念

本病是病因未明的胃肠道慢性炎性肉芽肿性疾病，病变可累及胃肠道各部位，以末段回肠及其邻近结肠为主，呈穿壁性炎症，多呈节段性、非对称性分布。慢性起病，临床以反复发作的右下腹或脐周腹痛、腹泻，可伴有腹部肿块、梗阻、肠瘘、肛门病变，并有发热、贫血、体重下降、发育迟缓以及关节、皮肤、眼、口腔黏膜、肝脏等肠外损害。本病有终身复发倾向，重症患者迁延不愈，预后不良。发病年龄多在 15~30 岁，但首次发作可出现在任何年龄组，多有阳性家族史。男女患病率近似。

2. 结肠镜下特点

消化道各段均可受累，但病变更多见于末段回肠及邻近的结肠，故结肠镜应达末段回肠。可见节段性、非对称性的黏膜炎症、纵行或阿弗他溃疡、鹅卵石样改变，可有炎性息肉、肠腔狭窄和肠壁僵硬等（图 3-44~图 3-46）。

小肠胶囊内镜对发现小肠病变，特别是早期损害意义重大（图 3-47A），但需注意胶囊

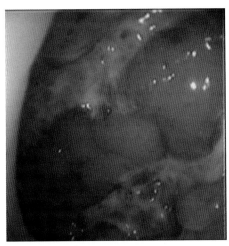

A

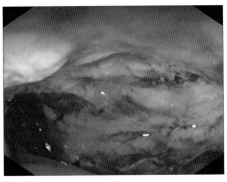

B

图 3-44 克罗恩病的结肠镜所见之一
A.纵行溃疡；B.术后复发，升结肠纵形溃疡

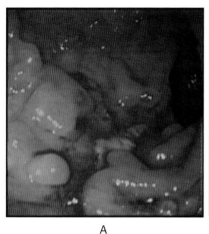 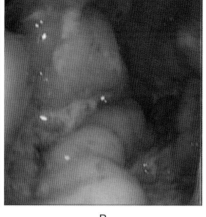 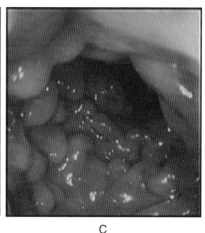

A   B   C

图 3-45　克罗恩病的结肠镜所见之二
结肠节段性鹅卵石样，其间有纵行溃疡

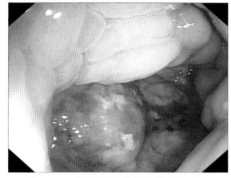

图 3-46　克罗恩病的结肠镜所见之三
回肠末段克罗恩病手术后复发，可见升结肠吻合口
旁溃疡和结节状改变

滞留的风险；气囊辅助式小肠镜更可取活检助诊（图 3-47B）。如有上消化道症状，应作胃镜检查。超声内镜有助于确定范围和深度，发现腹腔内肿块或脓肿。由于克罗恩病的内镜表现并非特异，病理组织学检查强调多段（包括病变部位和非病变部位）、多点取材。

病理学检查：克罗恩病的病理组织学改变：①固有膜炎性细胞呈局灶性不连续浸润；②裂隙状溃疡；③阿弗他溃疡；④隐窝结构异常，腺体增生，个别隐窝脓肿，黏膜分泌减少不明显，可见幽门腺化生或潘氏细胞化生；⑤非干酪样坏死性肉芽肿；⑥以淋巴细胞和浆细胞为主的慢性炎性细胞浸润，以固有膜底部和黏膜下层为重，常见淋巴滤泡形成；⑦黏膜下淋巴管扩张；⑧神经节细胞增生和（或）神经节周围炎。

如同时具备临床和结肠镜特征者，可拟诊为本病；如再加上黏膜活检病理检查，发现非干酪性肉芽肿和（或）具备较典型的组织学改变者，可以确诊。初发病例难以确诊时，应随访观察 3~6 个月。

3. 鉴别诊断

需与慢性肠道感染、肠道淋巴瘤、憩室

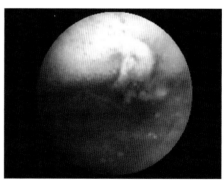

A

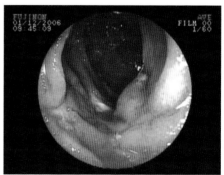

B

图 3-47　克罗恩病的空肠多发溃疡
A.胶囊内镜所见；B.小肠镜所见

炎、缺血性肠炎、白塞病以及溃疡性结肠炎等鉴别。而与肠结核的鉴别至关重要。肠结核患者多有肠外结核病史和结核中毒症状，病理基础为闭塞性血管炎，故便血少见，病变亦为跳跃性，但溃疡较深，且呈环形分布，不同于克罗恩病的纵行溃疡，尤其黏膜炎症相对较轻，假息肉少见。若与肠结核不易鉴别时可抗结核治疗8~12周，以观后效。单纯累及结肠者则应与溃疡性结肠炎鉴别。溃结病变从肛端直肠开始逆行向上扩展，病变呈连续性和弥漫性，极少数病例可见回肠末段数厘米内黏膜炎症改变但无溃疡形成。特别需要注意的是，少数克罗恩病患者结肠黏膜病变呈融合性，而非跳跃多灶性分布；长期罹患溃疡性结肠炎者，肠道黏膜炎症可为非连续性表现，在溃疡性结肠炎患者右半结肠炎型、区域性结肠炎型可表现为假性不连续或跳跃性病变。尤其是经过药物治疗后，肠道黏膜炎症也可为非连续性表现。

4.治　疗

炎症性肠病的传统治疗策略采用氨基水杨酸制剂、糖皮质激素、免疫抑制剂和生物制剂的渐进性金字塔形治疗模式，而针对克罗恩病，使用免疫抑制剂、生物制剂更为普遍。小肠型者则以营养支持治疗作为重要辅助治疗措施。内科治疗失败或有并发症（穿孔、梗阻、腹腔脓肿等）需外科手术治疗。

（刘　欣，王　燕，史海涛）

五、大肠血管瘤及其他血管畸形

（一）大肠血管瘤

1.概　念

血管瘤是衬有内皮细胞的血管发生局限性生长形成肿瘤样的血管畸形，是一种少见的先天性非遗传性疾病，更多见于小肠，其次是胃，大肠相对少见，约50%的大肠血管瘤发生于直肠。由于其非进行性生长的特点，一般认为大肠血管瘤不是肿瘤新生物，而属错构瘤。发病年龄以10~20岁多见，男性多于女性。病变常是多发，也有单发，位于黏膜下层和肌层，可以侵及肠壁全层以及系膜，甚至可以侵及直肠周围脏器，如膀胱、子宫、阴道和盆壁。病变常常累及直肠下端和肛管，往往被误诊为内痔或外痔。根据大肠内血管的形态将血管瘤分为3类：①毛细血管状血管瘤。由增生的非扩张的黏膜下毛细血管丛小血管组成，管壁薄弱，排列紧密，内皮层分化良好，有包膜，常有家族史。此型通常少见，大多与海绵状血管瘤混合存在。②海绵状血管瘤。病变大多位于直肠和结肠远端，通常没有家族病史。血管瘤由扩张的血管团构成，血管壁薄，充满血液，间质内结缔组织稀少。常伴有其他脏器的病变，例如黏膜和皮肤血管瘤等。病变部位常伴有血栓形成和炎症，容易出血，开始便血年龄大多在20岁以内。③混合血管瘤。瘤内有与毛细血管状血管瘤相似的小血管，也有与海绵状血管瘤相似的大血管，具有两种血管瘤的特征。

2.结肠镜下特点

大肠血管瘤的典型内镜下表现为向肠腔内凸起的大小不等的结节形肿块，病变呈不同的颜色，如桃红色、紫红色、黑红色、蓝色、灰白色等。局限性毛细血管瘤一般较小，数毫米至1 cm左右不等，为红色、暗红色，也有呈白色的无蒂或亚蒂性单个或多个扁平隆起，表层黏膜完整无损（图3-48A）。弥漫性海绵状血管瘤内镜下表现为从暗红色到紫红色的、易出血的隆起性病变，或伴有局部明显充血、集聚成簇的灰白色息肉状隆起突入肠腔，肠腔充气或轻轻压迫时肿块可以缩小（图3-48B）。部分弥漫性分布的病变边界难以确定。极少数弥散型患者由于病变较大，单发或多发，可以使肠腔变窄，病变形状和累及的范围不等，可侵犯20~30 cm的肠段。在近期内有下消化道出血的本病患者，在病变的表面或周围可见到黏膜损伤或炎症糜烂、溃疡出血。活组织检查由于可引发难以控制的大出血，应避免施行。

3.鉴别诊断

本病诊断应注意与内痔、外痔、直肠静脉曲张、结直肠炎性疾病、远端直肠炎、孤立性

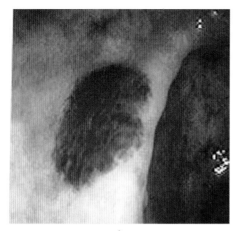

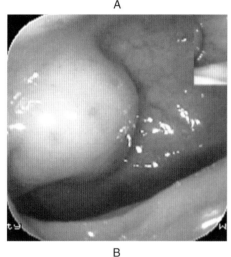

图 3-48 结肠血管瘤

A.毛细血管状血管瘤；B.海绵状血管瘤

溃疡、直肠腺瘤、直肠息肉以及肛门直肠脱垂等相鉴别。血管瘤多为红色或紫红色柔软隆起，无出血时，表面黏膜完整无糜烂，或有小红斑。血管瘤呈白色的小隆起时与息肉不易鉴别。腺瘤表面呈粗颗粒状，多有分叶，可见腺管开口。血管瘤累及直肠下端和肛管时需注意与内外痔鉴别，痔静脉扩张时病变仅限于肛管周围，而血管瘤侵及直肠黏膜。直肠静脉曲张成团时，亦可形成静脉瘤，表面呈蓝色或樱桃红色，需注意鉴别。

4.治 疗

大肠血管瘤绝大多数需要积极治疗，在未做治疗的患者中，最终约40%的患者死于血管瘤引起的出血。根据患者的全身状况、血管瘤的大小和部位可采用非手术治疗或手术治疗。

非手术治疗方法包括血管瘤的内镜下硬化剂注射、冷冻、电灼、电凝、套扎切除、钛夹等疗法。通过使血管瘤瘤体纤维固化，达到止血、缩小肿瘤的目的。适用于局限性或比较小的血管瘤以及全身情况较差不能耐受手术切除的患者。短期止血效果较好，但长期效果不稳定，复发率较高。手术切除是治疗大肠血管瘤的最有效方法。手术方式取决于血管瘤的大小、数目和距齿状线的距离。可行局部黏膜下切除、病变肠段部分切除等。

（二）大肠其他血管畸形

1.大肠毛细血管扩张

（1）概念 大肠毛细血管扩张是大肠黏膜和黏膜下微小血管的畸形。有人认为这种血管发育不良属于获得性黏膜下血管的退行性损害，属非家族性病变。病变以右半结肠为主，也可发生在整个胃肠道。绝大多数患者年龄在50岁以上，患病率男女接近。

（2）结肠镜下特点 结肠镜下黏膜血管表现为不高出黏膜平面的小的斑片状、点状或蜘蛛样粗大畸形扩张，有时可见活动性出血或血痂附着。直径常在 2~4mm，很少超过 12mm，多发或单发，边缘与周围黏膜界限清楚，可呈扇贝样不规则。根据大肠血管发育不良内镜下的形态特征，分为 4 型：Ⅰ 型为局限型，血管呈局限型扩张，直径一般<1 cm，圆形或条状（图 3-49A）；Ⅱ 型为类蜘蛛痣型，病变呈斑点状鲜红色小团块，向周围放射，类似皮肤的蜘蛛痣（图 3-49B、C、D）；Ⅲ 型为弥漫型，血管扩张呈弥散状，范围较广，鲜红色，反光强，与正常黏膜分界较模糊（图 3-50）；Ⅳ 型为血管瘤样型，病灶呈紫红色团块，3~4mm 大小，稍隆起于黏膜，分界清楚。

（3）鉴别诊断 主要是与肠道黏膜的擦伤和糜烂鉴别。黏膜的擦伤有黏膜的缺损，而血管扩张黏膜表面上皮完好。诊断毛细血管扩张要特别注意在结肠镜插入时仔细观察。

（4）治疗 对有出血的病灶行内镜下注射、微波、电凝烧灼、激光止血治疗是很好的选择。

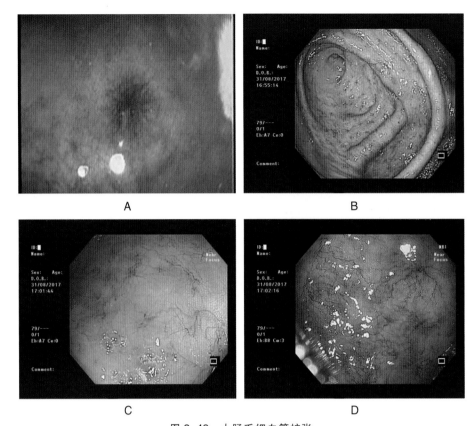

图 3-49 大肠毛细血管扩张

A. I 型局限型；B. Ⅱ 型类蜘蛛痣型；C. B 的电子放大肠镜所见；D. NBI 十电子放大肠镜所见

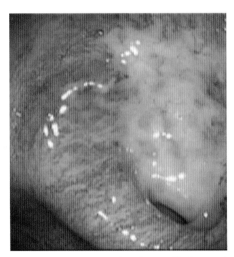

图 3-50 大肠毛细血管扩张症（Ⅲ型弥漫型）

2. 遗传性出血性毛细血管扩张症

（1）概念　遗传性出血性毛细血管扩张症有阳性家族史，除胃肠道外，还可见口鼻、颊黏膜、皮肤、足底、手掌等部位的毛细血管扩张。临床表现为反复自发鼻出血和慢性胃肠道出血。

（2）结肠镜下特点　扩张的毛细血管形态

同上，不仅可出现在结肠、小肠，也可在上胃肠道发现多发的小病灶，甚至弥漫分布在整个胃肠道，范围很广泛（图 3-51）。

（3）鉴别诊断　局限于盲肠、右半结肠等部位的毛细血管扩张与结肠血管发育不良在结肠镜下很难鉴别。需结合其他特征进行鉴别。此外还需要与放射性肠炎鉴别，放射性肠炎均有盆腹腔的放射治疗病史，伴有不同程度的便血、腹痛等症状，弥漫性毛细血管的扩张主要局限于右半结肠。

（4）治疗　对有出血的病灶可行结肠镜下电凝烧灼、硬化等止血治疗。

3. 大肠静脉曲张

（1）概念　大肠静脉血管曲张少见，主要发生在直肠、乙状结肠远端和脾曲，偶可累及全结肠。形成原因主要是先天性和门脉高压。其他各种肠系膜血管回流障碍性病变、充血性心力衰竭也可致结肠血管曲张。

（2）结肠镜下特点　大肠曲张的静脉表现

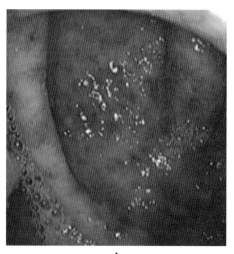
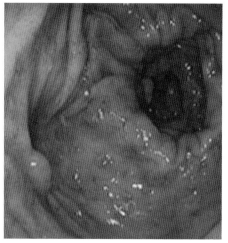

A
B

图 3-51　遗传性毛细血管扩张症

A.升结肠毛细血管扩张；B.降结肠毛细血管扩张

为：黏膜下盘旋扭曲的绳索状蓝色囊性隆起，隆起显著时表面黏膜可呈青紫色或暗红色，与食管胃底静脉曲张相同（图 3-52）。

（3）鉴别诊断　鉴别本病最主要的是同其他各种肠道隆起性疾病区别。有怀疑时勿盲目活检，以免引发大出血。本病表面呈蓝色或暗红色，是肠道静脉系统的一部分。超声内镜多普勒血管显像在曲张隆起的病变内探测到血流有助于静脉曲张的诊断。

（4）治疗　有出血危险的曲张静脉治疗同食管静脉曲张治疗。可行内镜下套扎或硬化栓塞治疗。对出血危险较小的曲张静脉，可密切观察曲张静脉的变化情况，积极治疗原发病。

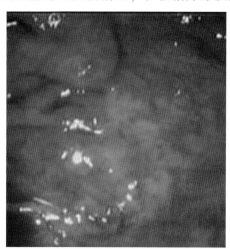

图 3-52　直肠静脉曲张

（鲁晓岚，秦　斌）

六、结肠憩室

1.概　念

结肠憩室是结肠壁向外突出的袋状结构。结肠憩室分为先天性（真性）憩室和后天性（假性）憩室两类。先天性憩室包括结肠全层，较少见。后天性憩室系黏膜、黏膜下层通过肠壁肌层的薄弱区疝出，较多见。结肠憩室多见于西方国家，发病率随年龄而增长，40 岁以下者少见，发病原因与长期摄入低纤维素的食物，肠腔压力持续升高有关，老年人易发则与肠壁肌力减弱有关。80%~85%的结肠憩室为亚临床，可终身无症状，仅少数患者有腹痛、腹胀和大便习惯改变。本病的并发症发生率为 5%，死亡率为 1/10 000，主要并发症是炎症与出血。

2.结肠镜下特点

肠壁有圆形或椭圆形洞口，有时呈新月形裂孔状，大小为 0.5~1.0cm，少数超过 1.0cm。常为多发性（图 3-53），少数为单个（图 3-54）。注气后从憩室口观察，可见一暗腔，如无炎症等并发症，憩室底黏膜光滑，色泽与周围黏膜相同，有时可见粪便存留。部分口小较深的憩室见不到憩室底。如并发憩室炎，可见憩室口周围黏膜充血水肿，底部常有粪便存留。结肠憩室出血也是下消化道出血的原因之一（图 3-55）。

3. 鉴别诊断

结肠憩室病需与肿瘤、阑尾炎、引起下消化道出血的一些疾病等鉴别。结肠癌与憩室病有较多相似之处，均随年龄增大发病率增加，临床症状相似，临床病程较隐匿等。但憩室炎腹痛较剧烈，伴有发热、中性粒细胞增多。结肠癌出血是潜血阳性或少量出血，而憩室病出血可为少量、中等量或大量出血。约有 20% 的憩室患者合并有息肉或肿瘤。结肠镜是首选的检查手段。盲肠憩室炎可出现类似阑尾炎症状，但后者更为常见，多有转移性腹痛的特点，盲肠憩室炎早期疼痛固定于右髂窝，而不在脐周或上腹部，疼痛亦不是从脐周或上腹部

开始，呕吐少见，恶心和腹泻多见。先天性血管发育不良、动静脉畸形、毛细血管扩张症、血管病等为下消化道出血病因。憩室病并发大出血，核素扫描和结肠镜检有助于诊断，选择性肠系膜动脉造影在急性出血时是最可靠、最有确诊意义的检查，根据造影血管走行、分布、造影剂是否外溢和肠管显影判断病灶位置，区别憩室、肿瘤和血管畸形。

4. 治 疗

大部分没有并发症的憩室炎应保守治疗，可用抗生素控制感染，如腹痛可给予解痉药阿托品、普鲁本辛等治疗。憩室出血可在结肠镜下用钛夹治疗。有下列症状者，可考虑手术治疗：①并发肠穿孔、脓肿、瘘、肠梗阻；②怀疑有癌变；③肠道有显著狭窄、畸形、梗阻；④憩

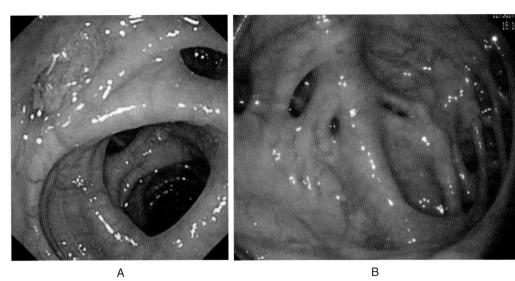

A B

图 3-53 结肠多发憩室

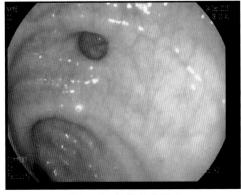

图 3-54 结肠单个憩室

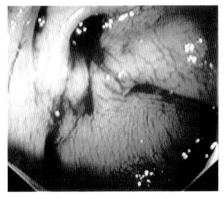

图 3-55 结肠憩室出血

室出血经内科治疗无效者。手术目的是切除病变的结肠或进行引流，切除脓肿及瘘管，手术的方法有姑息的结肠造口术和结肠切除术等。

（戴　菲，李　红）

七、缺血性结肠炎

1. 概　念

缺血性肠病是肠道的急性或慢性血流灌注不良引起肠壁缺血性病变，病变主要累及黏膜层和黏膜下层，严重者也可使肌层受损。病变可涉及全消化道，但以累及结肠多见，故又称缺血性结肠炎。患有心血管病、糖尿病的老年人发病率较高。临床上以腹痛、腹泻、血便、发热为主要症状，其中持续剧烈腹痛而腹部体征不明显者需注意本病。

2. 结肠镜下特点

结肠镜检查病变以左半结肠受累最多见，

常常以脾曲为中心，这是由于结肠脾曲由肠系膜上动脉和肠系膜下动脉供血，两者之间吻合不完善以及结肠脾曲的边缘动脉较细，故易于受缺血影响。其次病变受累于降结肠、乙状结肠、横结肠及右半结肠，直肠罕见。

病变呈节段性分布，与正常肠段之间界限清楚。受累肠段呈充血、水肿、出血、糜烂及溃疡，病变好转迅速，大多为一过型，几天后复查病变形态有显著变化为其特点。急性期为发病初72h内所见，表现为黏膜不同程度的充血、水肿、血管网消失。黏膜常有散在点、片状出血斑点、暗紫红色瘀斑或浅表糜烂、不规则溃疡等（图3-56A、B、C、D）。亚急性期为发病72h至7d所见，以明显的溃疡形成为特征，溃疡多为纵行，沿肠系膜侧分布（图3-57A、B、C）。发病后2周至3个月结肠黏膜可完全恢复正常或有轻度慢性炎症改变，少数慢性期病变可出现肠腔狭窄。超声内镜检查表现为肠壁黏膜及黏膜下层的弥漫性增厚，回声

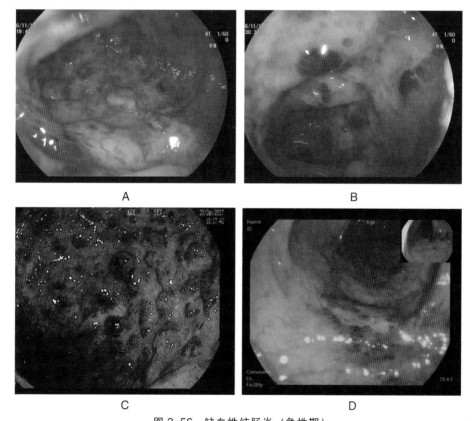

A

B

C

D

图3-56　缺血性结肠炎（急性期）

A.结肠黏膜充血水肿明显成结节样隆起；B.结肠黏膜充血水肿、糜烂，散在斑点；
C.结肠黏膜充血水肿明显，呈暗紫色瘀斑；D.结肠黏膜呈不规则溃疡

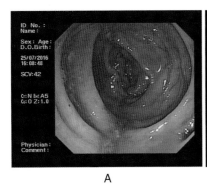
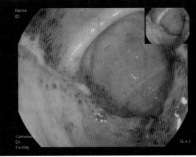
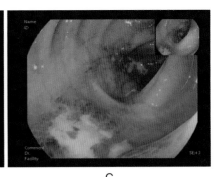

A　　　　　　　　　　　　B　　　　　　　　　　　　C

图 3-57　缺血性结肠炎（亚急性期）

不均匀。

于病变处取活检送病理学检查均可见淋巴细胞和中性粒细胞浸润，如有巨噬细胞内有含铁血黄素沉着（含铁血黄素细胞）、小血管内有纤维素血栓，对诊断本病有特殊价值。

3. 鉴别诊断

（1）溃疡性结肠炎　以青年人及中年人发病为多，有慢性腹泻及反复发作，病变部位左半结肠或全结肠，直肠亦常受累，呈弥漫性、连续性分布，病变部位与非病变部位界限不分明，可有假性息肉及浅溃疡形成，呈点片状分布，无大而深的溃疡，病理可见隐窝脓肿及杯状细胞减少等改变。

（2）克罗恩病　以中青年发病最多，有慢性腹痛、腹泻或便血史，常合并有关节炎、结节性红斑等肠外表现。病变多累及小肠、回肠末端及结肠，病变分布呈节段性、跳跃式，肠黏膜见卵石征及圆形、纵形线样及匐行性溃疡，肠管呈非对称性变形，可伴瘘管形成，病理可见非干酪样肉芽肿。

（3）结肠癌　发病年龄多为 40~50 岁，多为慢性发病，少数以急性肠梗阻为首发症状。病变部位多在左侧结肠。钡剂灌肠检查如为部分肠壁有病变，则充盈缺损在一侧而对侧肠壁弛张。如癌浸润全肠壁，则呈环状狭窄，范围小，一般不超过 10 cm，结肠镜检查并活检能确诊。

（4）乙状结肠憩室炎　本病多为中年男性，有便秘，或便秘与腹泻交替，大多数患者大便无血，偶或大出血亦为鲜红色且量多。结肠镜检查及钡剂灌肠证实有憩室。

（5）细菌性肠炎　发病于任何年龄，大便培养可见病原菌，病变部位与非病变部位界限不明显，抗生素治疗有效。

（6）肠结核　有肺结核或淋巴结结核史，伴有全身结核中毒症状，病变好发于回盲部，以增殖性病变为主，溃疡多呈环形浸润，病理可见干酪性肉芽肿。

4. 治　疗

（1）内科治疗　治疗目的为减轻肠道缺血损伤的范围和程度，促进损伤组织的修复。

1）一般治疗　积极治疗原发病，补充血容量，纠正心律失常及心力衰竭，维持水、电解质及酸碱平衡。尽量卧床休息、禁食和肠道外营养，以减轻肠道的负担，有利于病变肠段修复。胃肠减压，以降低肠腔内压力，使肠壁内张力减低，促进局部循环恢复。持续低流量吸氧或高压氧治疗，以减轻肠道的缺氧损伤。避免使用避孕药、雌激素、内脏血管收缩剂以及洋地黄，以免加重肠缺血，诱发穿孔；

2）扩血管药　常用罂粟碱、前列腺素静滴；

3）抗凝和溶栓治疗　肝素、尿激酶、链激酶等。

（2）外科治疗　对内科治疗效果差、有腹膜炎表现者需考虑手术治疗。

（赵　平，程　妍）

八、肠结核

1. 概　念

肠结核是结核杆菌侵及肠道而引起的慢性

特异性感染，绝大多数继发于肠外结核，特别是开放性肺结核。多见于青壮年。肠结核好发于回盲部，其次为升结肠及回肠，也可侵及空肠、横结肠、降结肠、乙状结肠和十二指肠等处。按病理变化可分为溃疡型肠结核及增生型肠结核，溃疡及结核性肉芽肿同时存在时称为混合型或溃疡增生型肠结核。常见症状为腹痛、腹泻与便秘，溃疡型肠结核常有腹泻，增生型肠结核常有便秘及腹块，另外可有结核毒血症如低热、盗汗等表现。

2.结肠镜下特点

溃疡型肠结核多发生在末端回肠，其特点是沿肠管的横轴发展，呈环行、大小不等、深浅不一、边缘不规则的溃疡，溃疡边缘隆起、界限不分明，表面附有白色或黄白色苔，溃疡周围黏膜炎症反应不明显，在修复过程中容易造成肠管的环形瘢痕狭窄（图 3-58，图 3-59）。增生型肠结核病变多局限在回盲部，可见炎症性假息肉和增生性结节，小如米粒和绿豆大小，大的可呈团块状，形成结核瘤。这些增生性的组织一般表面较粗糙，色红，质地中等偏脆（图 3-60）。溃疡和增生两种病变混合

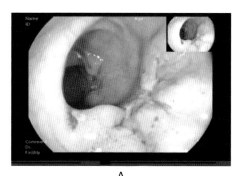
A

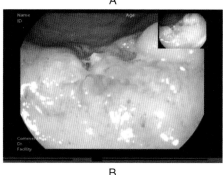
B

图 3-58　肠结核回肠末端溃疡

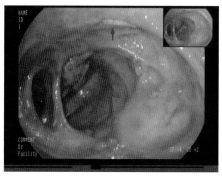
图 3-59　肠结核结肠溃疡

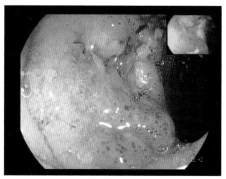
图 3-60　肠结核回盲部炎症性假息肉和增生性结节形成

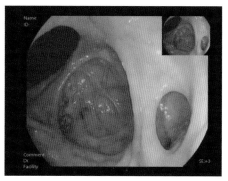
图 3-61　肠结核回盲瓣变形，有假憩室形成

存在是最多见的类型。肠结核肠腔狭窄多呈短环状，直径多<3cm。一些病例还可见假憩室形成、回盲瓣变形（图 3-61）。活检组织印片进行抗酸染色可发现抗酸杆菌，组织学检查可发现干酪性肉芽肿，但一般活检阳性率较低，若多点多块活检或进行大块活检，可提高阳性率。

3. 鉴别诊断

肠结核需与克罗恩病、结肠癌、阿米巴性或血吸虫性肉芽肿相鉴别。

肠结核的结肠镜下改变与克罗恩病很相似，有时鉴别相当困难。典型克罗恩病特征为

纵行裂隙状溃疡，溃疡和正常黏膜有一明显界限，肠腔内可见铺路石样改变，病变呈节段性分布，好发于回盲部及小肠，有瘘口形成是其特异表现，病变肠段之间黏膜外观正常，其发病率较肠结核低，病理改变为全层性炎症和非干酪性肉芽肿，结核杆菌呈阴性，结合病理及克罗恩病肠外表现可以鉴别。

结肠癌尤其是回盲部和升结肠癌需要与肠结核加以鉴别。结肠癌发病年龄大，常在 40 岁以上，发病率较肠结核为高，病情进行性加重，无盗汗、发热等结核中毒症状，但全身消耗症状较明显，肠梗阻出现较早。结肠镜检可窥见肿瘤，活检病理常可确诊。

肠阿米巴或血吸虫病可形成肉芽肿病变，但此类患者无结核病史，均有相应的感染史，常有腹泻、脓血便史，粪便中可找到有关的病原体，结肠镜下活检找到阿米巴滋养体或血吸虫卵可证实诊断，特异性治疗有效。

4. 治　疗

肠结核多伴有肺结核或其他脏器结核，抗结核药物治疗与肺结核治疗原则和方法相同，均应强调早期、联合、适量及全程用药。药物治疗同时应注意休息及加强营养。对并发完全性肠梗阻、急性穿孔、慢性穿孔形成局限性脓肿或肠瘘、肠道大出血不止以及内科治疗无效的不完全性肠梗阻，可以根据病情考虑手术治疗。

（刘　欣，王　燕，史海涛）

九、放射性肠炎

1. 概　念

放射性肠炎是盆腔、腹腔、腹膜后恶性肿瘤经放射治疗引起的肠道损害，可累及小肠、结肠和直肠，故放射性肠炎包括放射性直肠、结肠、小肠炎。放射性肠炎的发生与放射治疗的方式、部位、剂量、时间、肠道的活动度、有无手术史、血管性病变及个体耐受性有关。临床上以妇科肿瘤如宫颈癌放射治疗累及直肠和乙状结肠多见，主要表现有腹痛、腹泻、便

血、肠道狭窄、肠梗阻、瘘管形成等。

2. 结肠镜下特点

急性期可见受累肠段黏膜充血、水肿、颗粒样改变、脆性增加、血管纹理模糊，黏膜触之易出血，可见糜烂、溃疡。慢性期可见血管纹理稀疏、黏膜苍白、变硬、出血、糜烂、溃疡等，溃疡可呈斑片状或钻孔样，大小不等，溃疡周边有特征性毛细血管扩张，还可见肠腔狭窄（图 3-62，图 3-63）。

Sherman 按病变的严重程度将黏膜炎症分为 4 级。

1 级：黏膜充血、血管扩张、质脆，自发或接触出血，可伴糜烂。

2 级：在上述病变基础上溃疡形成，溃疡

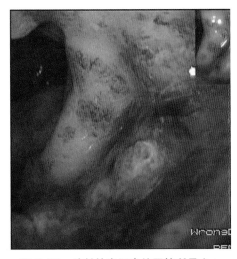

图 3-62　放射性直肠炎结肠镜所见之一
距肛门口 8cm 以下可见广泛性充血糜烂，表面覆白苔

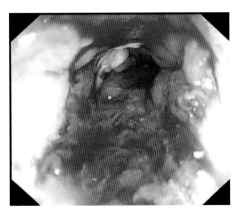

图 3-63　放射性直肠炎结肠镜所见之二
距肛门 8cm 直肠黏膜出血，不规则形溃疡面，覆灰白苔，
周围黏膜充血水肿

一般为圆形或不规则形，覆灰白苔，边缘平坦。

3级：除有1、2级改变外，同时伴肠腔狭窄。

4级：除有1、2级病变外，有瘘管形成或发生穿孔。

3.鉴别诊断

放射性肠炎根据其放射治疗史及临床表现较易诊断，但仍需与癌症复发与转移、克罗恩病、溃疡性结肠炎相鉴别。组织活检有助于与癌症复发、转移鉴别，但要避免肠穿孔等并发症发生。克罗恩病病变肠段呈跳跃分布，可见瘘管或窦道形成，内镜下可见纵行裂隙状溃疡，肠黏膜呈铺路石样改变，上述改变不难与放射性肠炎鉴别。溃疡性结肠炎病变呈连续分布，从远端结肠向近端结肠发展，肠黏膜呈弥漫性充血、水肿，常见糜烂、溃疡、炎性息肉等表现，病程较长的病例可见肠管缩短呈铅管样，皱襞变浅或消失，以上病变可与放射性肠炎鉴别。

4.治 疗

放射性肠炎主要是对症治疗和支持治疗，包括休息、调节饮食、保护肠黏膜及解痉、止泻药物的应用，症状重者可局部或全身应用糖皮质激素，合并感染时加用抗生素，一般不宜手术治疗。有肠梗阻、狭窄、穿孔、瘘管者则应考虑外科手术治疗。对便血患者可用生理盐水100mL+地塞米松10mg保留灌肠；也可在结肠镜直视下局部止血（图3-64）。

（赵 平，程 妍）

十、大肠类癌

1.概 念

结肠类癌是一种生长相对缓慢，恶性度较低的少见肿瘤，属于神经内分泌肿瘤，起源于APUD细胞系统的嗜铬细胞。同时部分病例具有转移、复发可能。结肠类癌占消化道类癌的半数以上，其中尤以直肠类癌多见，可发生于

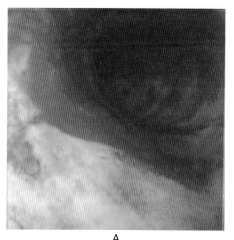
A

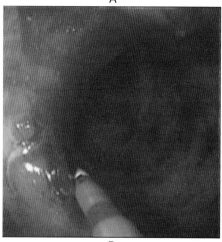
B

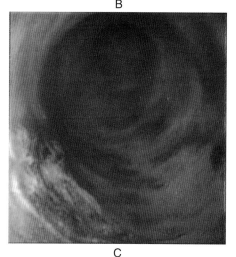
C

图3-64 放射性直肠炎出血的氩气凝固治疗
A.治疗前；B.治疗中；C.治疗后

不同年龄，男性略多于女性，早期大多无症状，也可有大便习惯改变或便血，极少有腹泻、心慌、颜面潮红等类癌综合征表现。

2.结肠镜下特点

类癌为黏膜下肿瘤，呈半球状隆起，因肿

瘤脂质含量多，有时覆盖肿瘤表面的黏膜色泽可略带黄色，有时呈正常色或稍呈白色。部分类癌表面黏膜可有糜烂或溃疡形成。类癌的质地较硬，用活检钳触之软垫征阴性。此点与平滑肌瘤或间质瘤不易鉴别。如类癌未侵及固有肌层则活动度好，侵及固有肌层者不活动（图3-65，图3-66）。因类癌患者有合并其他肿瘤的倾向，发现类癌后尚需对其他部位仔细检查。高清晰放大内镜观察类癌黏膜，可呈大小

不等结节状，表面凹凸不平，微细血管走行紊乱，多伴糜烂。

3. 鉴别诊断

需与其他黏膜下肿瘤特别是平滑肌瘤或间质瘤鉴别，两者内镜下所见相似，鉴别要依靠病理学检查。类癌瘤细胞较小，形态一致，为圆形或多角形，核小而规则；行免疫组化染色可对多种神经内分泌细胞标记物反应阳性，如神经特异性烯醇化酶（NSE）、囊泡突触素（SYN）、嗜铬粒蛋白（CgA）染色常呈阳性。如类癌表面黏膜色黄需与脂肪瘤鉴别，脂肪瘤触之质软，软垫征阳性，类癌质硬，软垫征阴性。

4. 治 疗

直径≤1 cm的类癌，如无远处转移（如肝转移），且局限于黏膜下层（未侵及固有肌层）者，可行内镜下切除（EMR）（图3-67A~D）或橡皮圈套扎。研究发现，内镜下透明帽辅助法黏膜切除术（EMR-C）治疗直肠类癌安全性高，配合钛夹缝合可有效防止和治疗出血并发症，值得临床应用。确定类癌局限于黏膜下层的方法有：①类癌局部下方注射生理盐水，能浮起者；②超声内镜检查类癌局限于黏膜下层者。如类癌直径1~2 cm者可行局部ESD或手术切除。如直径>2 cm或侵及固有肌层者需考虑根治性手术治疗。

（赵　刚，王进海）

十一、大肠癌

1. 概 念

结肠癌起源于结肠黏膜上皮，是常见的恶性肿瘤。结肠癌的发病机制尚未完全清楚，但是目前大量的流行病学和动物实验资料证明，高脂肪饮食与食物中纤维不足是主要相关的环境因素。家族性结肠息肉综合征患者易癌变，因此，遗传因素在结肠癌的发病机制中也有一定作用。腺瘤性结肠息肉、炎症性肠病及胆囊切除术等被认为是结肠癌的高发因素。结肠癌发病率在世界不同地区差异很大，以北美、大

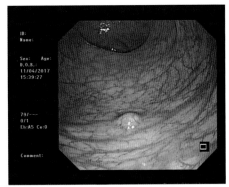

图3-65　直肠类癌结肠镜镜下图
隆起性病变表面黏膜色泽淡黄

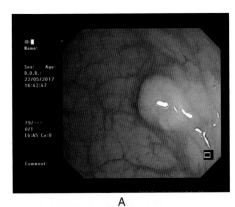

A

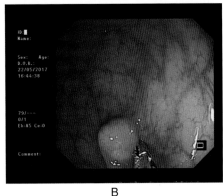

B

图3-66　直肠类癌结肠镜镜下图
距肛门4 cm直肠黏膜见半球状隆起，触之硬

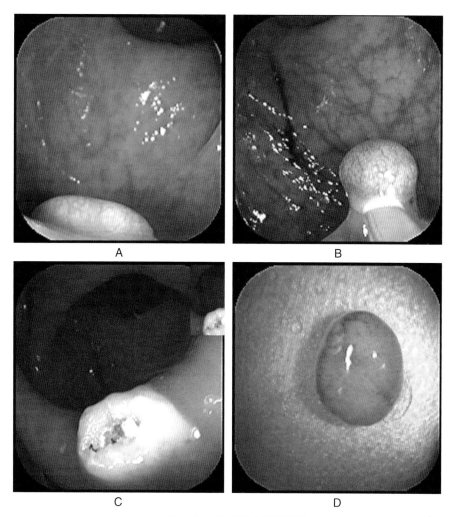

A　　　　　　　　　　　　B

C　　　　　　　　　　　　D

图 3-67　类癌的内镜下切除

洋洲最高，欧洲居中，亚非地区较低。我国南方，尤其是东南沿海明显高于北方。

结肠癌起病隐匿，早期可仅有粪便隐血，随后出现排便习惯与粪便形状改变以及腹痛等。而出现腹部肿块、便血、肠梗阻以及贫血、低热、进行性消瘦、恶病质、腹腔积液等全身表现则已为结肠癌晚期。一般右侧结肠癌以全身症状、贫血和腹部包块为主要表现，而左侧结肠癌以腹泻、便血、便秘和肠梗阻等症状为主。

根据结肠癌浸润的深度，可将其分为早期结肠癌和进展期结肠癌。前者癌浸润未超过黏膜下层，后者癌浸润已达固有肌层（图 3-68）。但在所谓的"早期肠癌"中，有一部分病例已有转移，因此也有学者认为将上述标准中的"早期肠癌"改称为表浅型肠癌，若表浅型肠

癌无转移者则称为"早期肠癌"。目前认为黏膜癌（m 癌）多无转移属早癌；侵及黏膜下层浅层的癌（sm1 癌），浅层的标准为侵及黏膜下层上 300μm 内（也有定为 1000μm 内）的癌也无转移属早癌。其他侵及黏膜下层深层的癌，有转移的可能性。

2. 结肠镜下特点

日本学者将结肠癌的肠镜下所见（肉眼所见）分为 0~5 型，其中 0 型为表浅型癌（早期肠癌），1~5 型为进展期结肠癌。在表浅型癌中

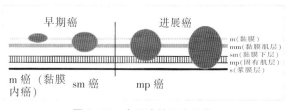

图 3-68　大肠癌的深度分类

分为Ⅰ型隆起型，Ⅱ型表浅型（又分为2个亚型），早期肠癌中不存在Ⅲ型溃疡型，此点与胃癌不同。需要说明的是在肠镜下观察病变形态，最好在充气状态下使病变伸展，可看到完整的病变；如病灶大或存在于肠管屈曲部时，肠管过度伸展可能不能看到完整的病变，此时可调节充气量，尽量看清病变。

（1）表浅型肠癌（早期结肠癌）分为：

1）隆起型（Ⅰ型）

有蒂型（Ⅰp型）（图3-69A、B）；

亚蒂型（Ⅰsp型）（图3-70A、B）；

无蒂型（Ⅰs型）（图3-71A、B）。

2）表浅型（Ⅱ型）

表浅隆起型（Ⅱa型）（图3-72A、B）；

表浅隆起型伴凹陷（Ⅱa+dep型）（图3-73A、B）；

表浅平坦型（Ⅱb型）（图3-74A、B）。

3）表浅凹陷型（Ⅱc型）

凹陷伴周边隆起型又分为Ⅱa+Ⅱc型和Ⅱc+Ⅱa型，前者凹陷和周边隆起均为病变（图3-75A、B），后者凹陷为病变，隆起为反应性正常黏膜。

凹陷不伴周边隆起型（Ⅱc）。

此外，在表浅肠癌中尚存在一种颗粒状、结节状隆起，常为侧向发育生长，这种侧向发育性肿瘤（laterally spreading tumor，LST）有人将它划入表浅肠癌（早期肠癌）的一种特殊类型，也有认为如颗粒明显者可列入Ⅰs，隆

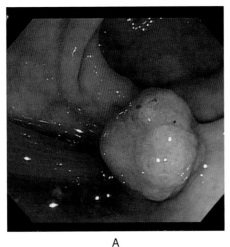
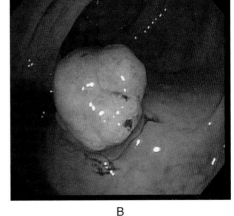

图3-69　Ⅰp型早癌
A.普通结肠镜所见；B.甲酚紫染色后

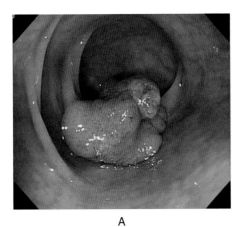
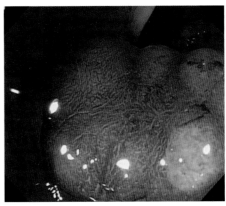

图3-70　Ⅰsp型早癌
A.普通结肠镜所见；B.甲酚紫染色后

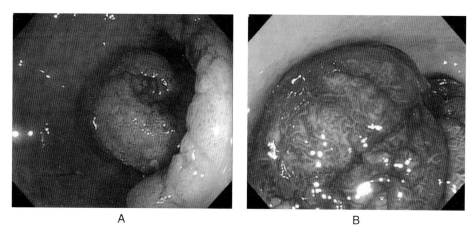

图 3-71 Ⅰs 型早癌
A.普通结肠镜所见；B.甲酚紫染色后

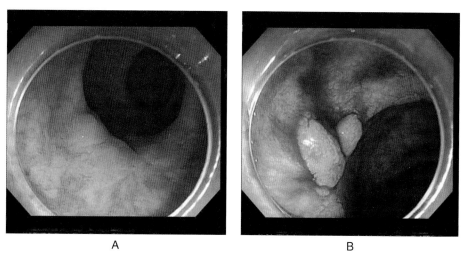

图 3-72 Ⅱa 型早癌
A.普通结肠镜所见；B.靛胭脂染色后

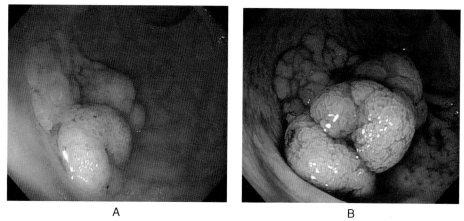

图 3-73 Ⅱa+dep 型早癌
A.普通结肠镜所见；B.靛胭脂染色后

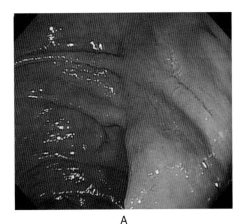 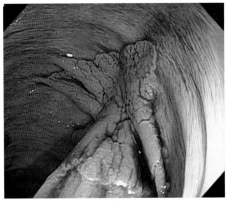

图 3-74　Ⅱb 型早癌
A.普通结肠镜所见；B.靛胭脂染色后

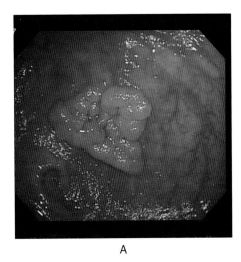 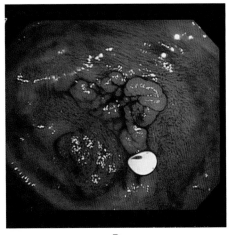

图 3-75　Ⅱa+Ⅱc 型早癌
A.普通结肠镜所见；B.靛胭脂染色后（图 3-69~图 3-75 由神户大学森田医生、藤原医生提供）

起不明显者列入Ⅱa。根据 LST 的不同形状，又可分为颗粒型和非颗粒型 2 型。

颗粒型分为颗粒均一型（图 3-76A、B）和结节混合型（3-76C、D）；

非颗粒型又分为扁平隆起型和假性凹陷型，扁平隆起与前述的Ⅱ型易混，有学者定义为病灶>10mm 且边缘伴有向外突出的伪足样改变者（图 3-77A、B）。

（2）进展期结肠癌：分型如图 3-78 所示，不能列入上述 4 型者，分为第 5 型。

1）1 型：隆起型肿瘤的主体向肠腔内突出，呈结节状、息肉状或菜花状隆起，境界清楚，有蒂或广基，表面坏死、脱落可形成溃疡及出血（图 3-79）。

2）2 型：溃疡型肿瘤中央形成较深之溃疡，溃疡深达或超过肌层，周边隆起黏膜与周围黏膜分界清晰，该型最为常见（图 3-80）。

3）3 型：溃疡浸润型肿瘤中央形成较深之溃疡，周边隆起黏膜与周围黏膜分界不清（图 3-81A、B）。

4）4 型：弥漫浸润型肿瘤向肠壁各层呈浸润性生长，病变处肠壁增厚，黏膜皱襞增粗、不规则或消失，与周围黏膜分界不清，有时甚至使肠腔狭窄形成肠梗阻，内镜难以通过（图 3-82A、B）。

5）5 型：不能分类型。

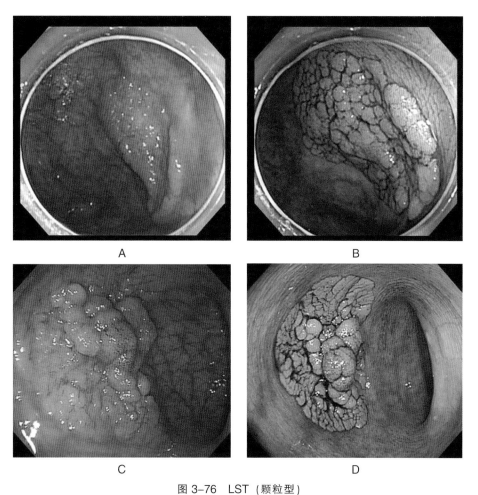

图 3-76 LST（颗粒型）

A.普通结肠镜所见；B.靛胭脂染色后；C.普通结肠镜所见；D.靛胭脂染色后（图片由神户大学森田医生、藤原医生提供）

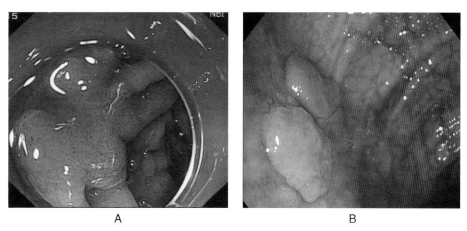

图 3-77 LST（非颗粒型）

A.扁平隆起伴有伪足；B.扁平隆起伴有浅凹

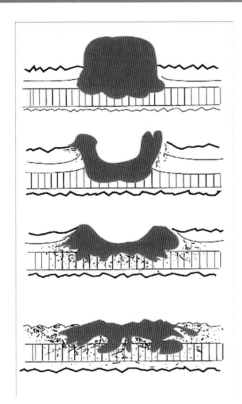

图 3-78 进展期肠癌的分型示意图

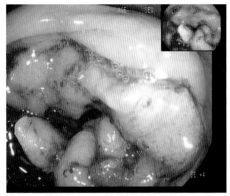

图 3-81 进展期肠癌 (3型)

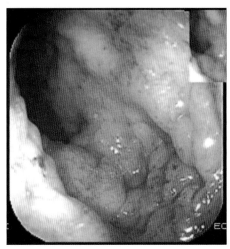

图 3-82 进展期肠癌 (4型)

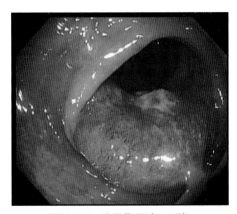

图 3-79 进展期肠癌 (1型)

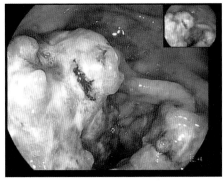

图 3-80 进展期肠癌 (2型)

3. 鉴别诊断

结肠镜下隆起型结肠癌需与结肠息肉尤其是结肠腺瘤、淋巴瘤、脂肪瘤、结肠类癌、平滑肌瘤以及间质瘤等相鉴别。局部隆起有分叶、菜花状提示结肠癌或结肠息肉癌变。溃疡型结肠癌需与白塞病、溃疡性结肠炎等相鉴别。浸润型需与增殖型肠结核、克罗恩病等相鉴别。超声内镜可帮助定位鉴别，并明确结肠癌浸润深度，最终诊断需结肠镜下取组织进行病理学检查。

4. 治 疗

早期结肠癌可行内镜下结肠黏膜切除或剥离术，适应证见结肠镜下治疗有关章节。进展期结肠癌无转移者以外科手术切除和化疗为主。有转移患者应根据情况采取手术、化疗、放疗以及生物疗法等综合治疗措施。

（赵　刚，王进海）

十二、大肠淋巴瘤

1. 概　念

原发性大肠淋巴瘤是指具有明显肠道症状或病变，同时组织学证明病变为原发于肠道的淋巴瘤。发生于大肠黏膜相关淋巴组织的MALT淋巴瘤是其中的一个特殊类型。此外，大肠淋巴瘤也可是全身恶性淋巴瘤继发性累及大肠。原发性大肠恶性淋巴瘤约占结肠恶性肿瘤的0.5%~2%，其诊断依Dawson标准为：①全身无病理性浅表淋巴结肿大；②胸片无纵隔淋巴结肿大；③中性粒细胞总数及分类正常；④手术时证实病变局限于肠及引流区域淋巴结；⑤肝脾正常。

不同于全身淋巴瘤，原发性大肠淋巴瘤多见于成人，其平均年龄为50多岁，以40~70岁最多见，儿童中较少见，男女患病比率基本相似。临床表现有腹痛，腹部肿块，便血，体重下降，肠梗阻，急性穿孔等，其他还有消瘦、大便习惯及性状改变、食欲减退和发热等，部分患者腹部可扪及肿物。

2. 结肠镜下特点

因为回肠末端及回盲部黏膜下淋巴组织丰富，成了结肠淋巴瘤的好发部位。其他好发部位依次是升结肠、降结肠和乙状结肠。由于淋巴瘤位于黏膜下，如在黏膜下层及肌层广泛增殖，可形成粗大皱襞和结节状隆起，黏膜表面色泽大致正常；若向上破坏黏膜，也可形成溃疡；结肠镜下可有肿块型、溃疡型、浸润型或混合型多种形态。本病结肠镜特征主要有：①肠道溃疡可单发或多发，也可侵及全结肠，呈节段性分布；②黏膜溃疡呈多形性、多灶性、弥漫性及不规则性。巨大溃疡较多见，边缘隆起，呈火山状，并覆有厚而透明的白苔，隆起溃疡的边缘覆盖着正常黏膜；③部分隆起型病变主要表现为黏膜下结节息肉样隆起，也有呈耳状或盘状隆起者。结肠镜示降结肠中段肠管狭窄，局部僵硬不平有隆起，2次活检报告慢性炎症，手术后病理报告为结肠黏

膜相关淋巴瘤（B细胞性、低度恶性），侵及浆膜外脂肪组织，累及肠系膜淋巴结；④肠黏膜皱襞肥厚似脑回状（图3-83A、B，图3-84A、B、C）。

本病确诊有赖于病理学检查，但淋巴瘤病变位于黏膜下，直到较晚才侵犯黏膜，因此普通活检不易取到肿瘤组织，阳性率低。在溃疡边缘隆起或边缘糜烂处取材阳性率较高，原位重复活检到达黏膜下以及多部位取材，可以提高活检阳性率。应用超声内镜，可以清楚地观察肠黏膜的深部结构，大大提高本病的诊断率。正确的病理分型诊断需要依靠免疫组织化学染色。淋巴瘤按其细胞组成可分为霍奇金病及非霍奇金病两种。大肠的霍奇金淋巴瘤较少见，约只占总数的10%。原发性胃肠道非霍奇金淋巴瘤是结外非霍奇金淋巴瘤中最多见者，约占40%。这种表现在中国和西方国家基本相似。原发性大肠淋巴瘤大多数是B细胞低度或中度恶性非霍奇金淋巴瘤。T细胞淋巴瘤很少见。

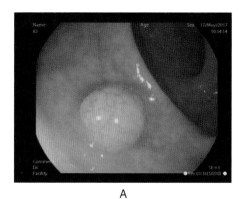

A

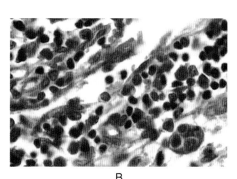

B

图3-83　一例直肠息肉样隆起型淋巴瘤

A.直径约1.5cm球形隆起 表面光滑可见不规则血管网；

B. 病理报告结肠黏膜相关淋巴瘤（B细胞性、低度恶性）

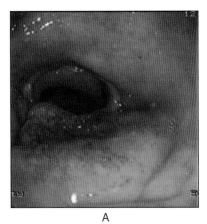
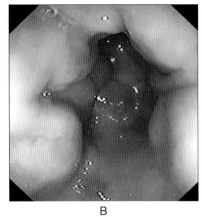
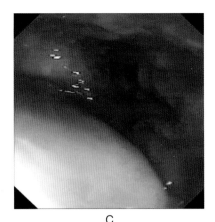

A   B   C

图 3-84 降结肠淋巴瘤肠镜所见

3. 鉴别诊断

原发性大肠淋巴瘤发病率低，临床表现缺乏特异性，易被忽视致使诊断困难。术前结肠镜病理活检确诊率又低，易误诊为结肠癌、克罗恩病、溃疡性结肠炎、肠结核及良性息肉等。因此，临床检查若发现病变范围相对较广，有全周性肠壁脑回状增厚，但黏膜破坏相对轻时，应考虑原发性大肠淋巴瘤的可能。弥漫性原发性大肠淋巴瘤累及范围一般较结肠癌广泛。当病变局限于回盲部时，要特别注意与肠结核鉴别；当病变呈节段性分布时，要特别注意与克罗恩病和良性息肉病鉴别；当病变侵及全结肠时，要注意与溃疡性结肠炎鉴别。CT腹部扫描有时可为淋巴瘤的诊断提供帮助。

4. 治　疗

原发性大肠淋巴瘤如能早期确诊，外科手术治疗后辅助系统的化疗和放疗，可提高原发性大肠淋巴瘤的治疗效果，延长患者生存期，5年生存率可达50%以上。近年，单纯使用化疗取得了很好的长期生存效果，对合适病例的治疗最近出现由外科手术向单纯依靠化疗转变的趋势。对大肠MALT淋巴瘤也有报道抗幽门螺杆菌治疗后，肿瘤可明显缩小，需进一步验证。

（赵　刚，王进海）

十三、结肠气囊肿病

1. 概　念

肠道气囊肿病又称肠道气囊肿症、囊性

淋巴积气症等，是指在肠道黏膜下或浆膜上存在很多气囊的一种少见疾病。气囊肿最多见于小肠，特别是回肠，其次是结肠以及身体其他部位。仅局限于结肠者称为结肠气囊肿病。本病临床缺乏特异症状及体征，可有腹痛和便血，诊断相对较困难，对有腹部隐约不适的患者，腹部透视如发现膈下有游离气体而无腹膜炎时，应考虑本病的可能。诊断主要依靠X线与内镜检查。85%的肠道气囊肿继发于溃疡合并幽门梗阻、炎症性肠病、胃肠道肿瘤以及慢性肠梗阻等疾病。本病的发病原因尚不清楚，有研究认为胃肠道黏膜有破损时，肠道气体可自破损处进入肠壁。有慢性阻塞性肺部疾病者，气体有可能自破裂的肺泡进入纵隔，并沿主动脉及肠系膜血管周围到达肠系膜、胃肠韧带和肠壁浆膜下。也有研究认为肠道气囊肿系由于肠壁淋巴管内细菌感染形成。还有一些研究认为，食物中缺乏某些物质或碳水化合物代谢障碍等导致肠腔内酸性产物增多，可使肠黏膜通透性增加，酸性产物与肠壁淋巴管内碱性碳酸盐结合，产生二氧化碳气体，与血中的氮气交换而形成气体囊肿。

2. 结肠镜下特点

结肠气囊肿在结肠镜检查时，可见黏膜下有单个或多个大小不等的圆形或类圆形隆起，黏膜表面光滑完整，基底较宽，透明或半透明，以镜身按压肿物时可改变其形状为其特点（图3-85~图3-87），活检时活检钳夹破肿物壁

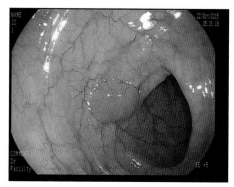

图 3-85 结肠气囊肿病结肠镜表现之一
降结肠可见大小约 0.6cm×0.8cm 的类圆形隆起，
黏膜表面光滑完整，基底较宽

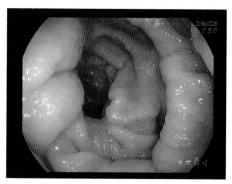

图 3-86 结肠气囊肿病结肠镜表现之二
横结肠可见多个大小不等的隆起，黏膜
表面光滑完整，基底较宽

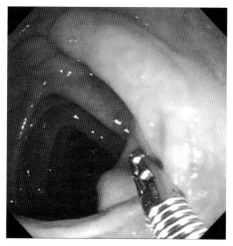

图 3-87 结肠气囊肿病结肠镜表现之三
按压肿物可使其变形

后有气体逸出，肿物也随之塌陷。病理组织学检查可见多核巨细胞。

3. 鉴别诊断

（1）肠源性囊肿 该病往往发生在回肠远端，位于肠壁内，多见于儿童，且一般为单发

肿物，内含囊液。

（2）结肠息肉和恶性肿瘤 鉴别主要依靠 X 线钡餐和内镜检查。X 线钡剂检查时，息肉或肿瘤引起的充盈缺损不因钡剂充盈量的多少而发生大小和形态的改变，且其密度较气囊肿所致充盈缺损为高。结肠镜及活组织病理学检查可确诊。

（3）肠淋巴管瘤 手术探查可见与气囊肿外观相似，唯一区别为囊内所含是液体。

4. 治 疗

（1）病因治疗 针对其致病原因，如肺气肿、慢性支气管炎、肠梗阻等进行相应的针对性治疗，是治愈的关键。

（2）改善营养 据报道，加强营养并补充 B 族维生素，可使症状缓解甚至消失，有较好的疗效。

（3）氧疗 给患者连续高浓度（70%～75%）的氧气吸入，可使血液内氧分压升高，置换肠气囊肿内的气体，从而使囊肿消失。

（4）结肠镜下治疗 发现气囊肿后，先用活检钳将气囊肿壁钳夹破，然后将内镜微波治疗仪的同轴电缆通过内镜活检孔插入，电极头伸出活检孔 3～4cm，并接触囊肿外壁进行凝固。微波输出功率可用 40W，每次 2～3s，治疗后局部黏膜呈灰白色凝固。此法具有组织损伤小、简便、安全等优点。也有采用囊腔内注射无水酒精的方法，先将气囊肿内气体抽出，再注入无水酒精。

（5）外科治疗 对反复出血或不全梗阻的病例，有人主张手术切除病变的肠段。但应注意，不要用电切，以免气囊肿内气体爆炸。

（郭晓燕，姜　炅）

十四、结肠黑变病

1. 概 念

结肠黑变病是一种以结肠黏膜色素沉着为特征的良性、非炎症性、可逆性疾病，内镜下表现为棕褐色或黑褐色，间以灰白色线状、网条状纹或豹皮样纹弥漫分布于结肠黏膜上，部

分色素呈颗粒状，血管网隐没，视野反光减弱，表现黯淡。国内外文献认为该病与长期服用刺激性泻剂，特别是蒽醌类泻剂（如番泻叶、通便灵、麻仁丸、三黄片等）有关。蒽醌类泻剂诱导肠黏膜屏障破坏，促进肿瘤坏死因子（TNF-α）释放，从而导致结肠上皮细胞凋亡，被巨噬细胞吞噬后在结肠的固有层沉积形成棕色色素。此外蒽醌类泻药还可导致水通道蛋白（AQP8）表达下降，减少水的吸收，从而发生结肠黑变病。便秘服用蒽醌类泻药是目前公认的引起结肠黑变病的主要因素，但不是唯一原因，也有未服用泻药而患本病的患者，如慢性炎症性肠病和慢性腹泻也可导致结肠黑变病，但文献报道较少。现在随着人们饮食结构和生活方式的改变，以及电子结肠镜的广泛应用，国内人群结肠黑变病的检出率逐年上升。本病与息肉和癌变的关系尚不明确。

2.结肠镜下特点

本病以结肠黏膜色泽改变为主，结肠黏膜表面不同范围内出现程度不等的弥漫性黑色、棕色或暗灰色色素沉着，整个结肠黏膜呈虎皮花斑样、蛇皮样或网格颗粒样改变，血管纹理模糊甚至消失，内镜下视野暗淡。结肠黑变病分度：Ⅰ度呈浅黑褐色，类似豹皮，并可见不对称的乳白色斑点，黏膜血管纹理隐约可见。病变多累及直肠或盲肠，或局限在结肠的某一段黏膜，受累结肠黏膜与无色素沉着的肠黏膜分界线多不清楚（图3-88A、B）；Ⅱ度呈暗黑褐色，间有线条状的乳白色黏膜，多见于左半结肠或某一段结肠黏膜，黏膜血管多不易看到，病变肠段与正常肠段分界较清楚（图3-89A、B）；Ⅲ度呈深褐色，在深褐色黏膜间有细小乳白色线条状或斑点状黏膜，血管纹理消失，病变累及全结肠（图3-90A、B）。

有黑变病背景的大肠息肉等病变本身无褐色素样沉积，因此检查时应注意无变色区以便发现病灶，该处病变在黑褐色的背景下会显得比较明显（图3-91）。

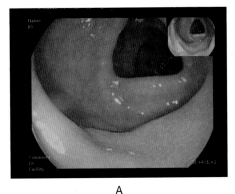
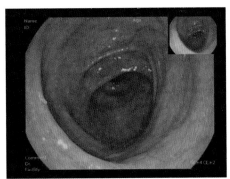

A　　　　　　　　　　　　B

图3-88　豹皮花斑样改变

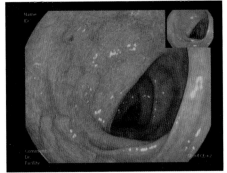

A　　　　　　　　　　　　B

图3-89　黑褐色网状改变

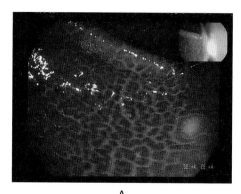

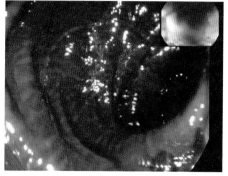

A　　　　　　　　　　　　　B

图 3-90　深褐色黏膜间有乳白色线条状或斑点状黏膜血管纹理消失

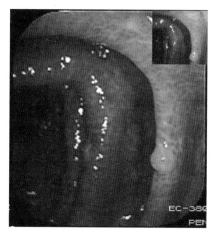

图 3-91　黑变病背景的息肉

3.鉴别诊断

结肠黑变病与棕色肠道综合征表现相似，后者是由于脂褐素沉积于肠道平滑肌细胞核周围，使结肠外观完全呈棕褐色，但结肠黏膜则无色素沉着。少数结肠癌患者也可能有结肠黏膜色素沉着，如果无便秘及长期服用蒽醌类泻剂病史，而有结肠黏膜色素沉着时，应警惕结肠癌的可能。

4.治疗与预后

目前认为 结肠黑变病是一种良性病变，消除致病因素可使其逆转，比如停用蒽醌类泻剂等。但也有研究者认为结肠黑变病短期内不能治愈，临床表现也变化不大，对结肠黑变病患者应该行全结肠镜检查以防漏诊，在严重的结肠黑变病患者中，应警惕结肠腺瘤性息肉和结肠癌的存在，尤其是老年患者更应该定期复查结肠镜，如发现结肠息肉、肿瘤或炎症表现者，应及早进行治疗。

（郭晓燕，秦　斌）

十五、门脉高压性结肠病

1.概　念

门脉高压性结肠病指在门静脉高压症基础上发生的肠黏膜下毛细血管扩张、瘀血、血流量增加，动静脉短路，以及毛细血管内皮和黏膜上皮超微结构的改变。门脉高压性结肠病的常见病因有肝炎、肝硬化、原发性门静脉高压、门静脉栓塞等，在此基础上长期门静脉高压症导致疾病发生。其主要临床表现为结直肠出血。出血主要缘于黏膜下静脉曲张，门静脉内压力突然增高、黏膜表面糜烂或溃疡、凝血机制障碍、血小板质量或数量下降等都是引起出血的因素。

2.结肠镜下特点

门脉高压性结肠病病灶在结肠内的分布是多发的、均匀的。在结肠镜下主要有以下表现：①结肠炎样病变，表现为结肠黏膜肿胀红斑、颗粒样变、弥漫分布的暗红色改变，易脆性和/或自发性出血（图 3-92A、B）。②血管病灶，如散在的清亮的红色斑点，周围为完整黏膜（樱桃红点征）（图 3-92C），或肠黏膜血管扩张呈蜘蛛样、线圈状。③静脉曲张 结直肠黏膜可见迂曲的显著增粗的静脉，严重者可扩张呈囊状（图 3-92D）。

3.鉴别诊断

①孤立性小血管扩张为下消化道出血原因，多见于高龄患者，多局限在右侧结肠。②遗传性

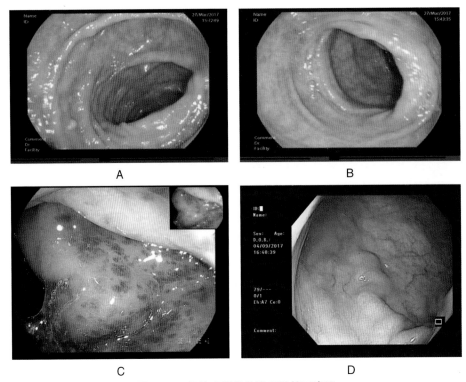

图 3-92 门脉高压性结肠病肠镜下表现

毛细血管扩张症，好发于空肠，也有发病于结肠者。③过敏性紫癜，多见于青年人，有时也可见类似血管扩张样的病变。④血管发育不良，见于主动脉狭窄的患者，发病多局限在右侧结肠。

4.治疗

（1）生活指导 如戒酒、通便等。

（2）药物治疗 治疗主要以降低门静脉压力为主，如口服普萘洛尔等。对活动性出血者，常用特利加压素、生长抑素或其类似物奥曲酞止血。

（3）内镜治疗 直肠曲张静脉出血可用内镜下套扎治疗，复发率低，安全有效（图 3-93A、B），血管扩张可用氩等离子凝固术（APC），使扩张血管凝固。

（4）介入治疗 经颈静脉肝内门体分流术（TIPS）能显著降低门静脉压力，已成为治疗门静脉高压相关并发症的重要方法。

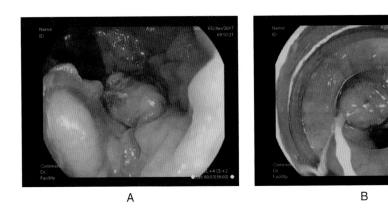

图 3-93 直肠静脉曲张内镜下套扎治疗
A.肛门处翻转结肠镜可见迂曲的直肠曲张静脉；B.内镜下套扎治疗

（王深皓，董 蕾）

十六、大肠白塞病

1.概 念

白塞病是一种全身性、慢性、血管炎症性疾病，主要临床表现为复发性口腔溃疡、生殖器溃疡、眼炎及皮肤损害，也可累及血管、神经系统、消化道、关节、肺、肾、附睾等器官。该病具有一定的遗传因素，病情呈反复发作和缓解的交替过程。白塞病合并胃肠道溃疡者又称肠白塞病，为白塞病的特殊类型。

肠白塞病患者的好发年龄为 20~50 岁，男女比为 1.4:1。肠白塞病病变好发部位为回肠末端和盲肠。主要症状为右下腹痛、腹部包块、腹部胀满、嗳气、呕吐、腹泻、便血等。严重者表现为肠出血、肠麻痹、肠穿孔、瘘管形成等。病程常反复缓解和复发交替，迁延不愈。病理上把白塞病肠溃疡分为坏死型、肉芽肿型以及混合型。坏死型为急性、亚急性病变，肉芽肿型为慢性病变，混合型介于二者之间。

2.结肠镜下特点

结肠镜检查表现为肠管回盲部溃疡，有多发及穿孔的倾向，其特征性改变为边缘清楚的圆形或近似圆形的单个或多个溃疡。内镜可见溃疡呈不规则的下陷，黏膜向溃疡集中，溃疡周边形成明显隆起，为环堤状（图 3-94）。溃疡底部大多覆以黄白苔。病变部肠管的黏膜可出现狭窄。由于肠管变形，溃疡的观察往往不太容易。内镜下表现很似 Borrmann2 型或 Borrmann3 型癌的形态，需病理学鉴别。

3.鉴别诊断

（1）克罗恩病 主要表现为消化道节段性的纵形溃疡，病理表现为隐窝炎症性受损（隐窝炎）和隐窝脓肿，有时形成非干酪样坏死性肉芽肿，伴有多核巨大细胞。炎症可侵犯肠壁全层，透壁性炎症。

（2）原发性大肠淋巴瘤 呈肿块型、溃疡型、浸润型等多种形态，病变常为多灶性，诊断主要结合内镜下的活检病理确诊。

（3）肠结核 病变主要在回盲部，内镜下

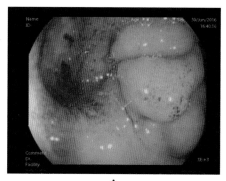

A

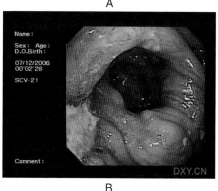

B

图 3-94 肠白塞氏病结肠镜下表现
（近回盲瓣的深凹溃疡面，术后病理证实为肠白塞氏病）

见病变黏膜充血水肿，环形溃疡，肠腔狭窄等，活检如能找到干酪样坏死性肉芽肿或结核分枝杆菌有确诊意义。

（4）结肠癌 白塞氏病的溃疡呈不规则的下陷，看上去很似 Borrmann2 型或 Borrmann3 型癌的形态，活检病理检查可明确诊断。

4.治 疗

（1）一般治疗 在活动期流质饮食，待病情好转后改为富营养少渣饮食。对于剧烈腹痛和便血的急性期，给予肠外中心静脉营养或肠内营养剂。重症有继发感染者，应积极抗菌治疗。

（2）药物治疗 肠型白塞病没有特异性的药物治疗，常用 5-氨基水杨酸类药物或激素治疗。免疫抑制药试用于对糖皮质激素治疗效果不佳或对糖皮质激素依赖的慢性活动性病例。

（3）手术治疗 发生肠穿孔的病例应紧急手术，腹痛明显、腹部扪及包块以及溃疡较深，通过内科保守治疗无效者也主张手术切除。由于术后复发率高，因而适应证的掌握应该慎重。手术一般为回盲部切除或右半结肠切除。

（王深皓，董 蕾）

十七、结肠淋巴管囊肿

1.概 念

淋巴管囊肿又称淋巴管瘤，为良性肿瘤，由若干扩张的淋巴管组成，管腔充盈乳糜样或浆液性液体，扩张淋巴管边缘环绕正常的内皮细胞。淋巴管瘤可发生于除中枢神经系统以外全身含淋巴组织的任何部位，可发生于任何年龄。仅不到1%发生于消化道，国外学者统计其在消化道的发生率由高到低依次为胃、十二指肠、小肠、结肠和食管，内部可呈单房或多房性改变；病理分4型：毛细淋巴管瘤，海绵淋巴管瘤，囊性淋巴管瘤，血管淋巴管瘤。本病生长缓慢，瘤体较小时无任何症状，当瘤体较大时可使受累肠腔扩张，并出现腹胀、腹痛、不全性肠梗阻等症状。

2.结肠镜下特点

镜下可见黏膜下隆起，圆形或类圆形，质地通常中等偏软，表面光滑。如行超声内镜检查，可见位于黏膜下层的低回声或无回声病灶，内部无血流信号，呈蜂窝样网状分隔结构的病灶。往往需要通过ESD切除后才能鉴别。

3.鉴别诊断

淋巴管瘤的表现多不典型，质地通常较实体肿瘤软，囊性淋巴管瘤触之变形明显。在镜下需要与囊肿、纤维瘤、平滑肌瘤或间质瘤相鉴别，EUS扫描时，结肠囊肿多为单腔无回声占位，平滑肌瘤或间质瘤多为起源于黏膜深层或固有肌层的均匀低回声占位，有助于鉴别。但对于超声图像不典型的病变，往往需要切除后行病理学检查才能准确鉴别。

4.治 疗

近年来ESD已成为治疗消化道淋巴管瘤的安全有效手段，对于直径≤2cm的结肠直肠淋巴管瘤可行ESD，该手术不仅可提供准确的病理学评估，又可达到切除目的且保留了消化道的完整性不影响病人的术后生活质量。对于直径≤2cm的病灶，也可以采用EMR方法切除（图3-95）。对于直径>2cm的结肠直肠淋巴管

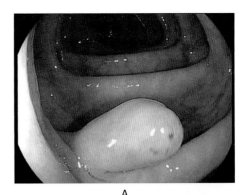

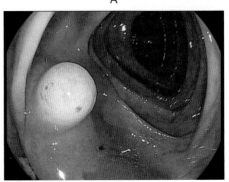

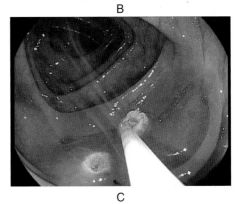

图3-95 结肠淋巴管瘤的EMR切除法
A.升结肠类圆形亚蒂隆起表面光滑；B.基底注射后浮起良好；C.圈套器电切后创面平整

瘤可行ESD切除或在腹腔镜下行病变肠段切除术。

（马师洋）

十八、结直肠 Dieulafoy 病

1.概 念

Dieulafoy病即黏膜下恒径动脉破裂出血。1884年由Garland首次报道了2例胃黏膜下粟粒样动脉瘤，1898年法国外科医生Georges Dieulafoy称其为单纯性溃疡病。除此外，该病

命名尚有曲张动脉瘤、胃黏膜下动脉畸形、Dieulafoy溃疡等。

Dieulafoy病的病因目前尚不完全清楚，血管畸形及走形异常是本病的解剖学基础，正常情况下供血动脉进入浆肌层后分支逐渐变细形成黏膜下毛细血管丛，而Dieulafoy病的特征性表现为异常粗大的小动脉（几乎是正常血管直径的10倍）直抵黏膜下，通过微小黏膜缺损突出肠腔，导致压力很高的血管突起。当受到外界摩擦、腐蚀等因素刺激时，血管即破裂出血。能够引起黏膜损伤、血管硬化及血压升高的因素都会增加破裂出血的机会。已有临床资料表明，饮酒、吸烟、非甾体类抗炎药等可导致肠道黏膜损伤、糜烂，促使肠道蠕动增强等因素可致血管因剪应力而破裂。在结直肠，坚硬的粪便引起的粪石性溃疡可能导致异常动脉暴露而出血。

该病是消化道大出血少见而又致命的病因之一，临床特点是出血部位隐匿，凶险性出血并可反复发生。Dieulafoy病并不罕见，目前人群发病率尚不详，该病可见于任何年龄患者，多见于中老年人，以男性多见。若不及时行内镜或外科手术治疗，死亡率高达80%，而手术或内镜治疗的死亡率为16%。Dieulafoy病最多见于胃，自1985年Barbier最早报道结肠Dieulafoy病之后，目前结直肠Dieulafoy病已有不少报道。

2.结肠镜下特点

（1）发病部位 Dieulafoy病最多见于胃，也可见于嘴唇、食管、十二指肠、空肠、回肠、结肠、直肠、肛管和胆囊，亦有发生于支气管的病变。近来文献报道。高达1/3的Dieulafoy病位于胃外。在结直肠的病例报道中更多见于右半结肠。

（2）内镜检查 内镜检查为首选检查方法。Dieulafoy病静止期可以表现为假息肉状，误诊为肠息肉而进行结肠镜下电切治疗可能引起致命性大出血。Dieulafoy病出血活动期的表现为：①浅表黏膜缺损：直径多在5mm以内，其周围无明显炎症表现；②黏膜缺损中央可见

突出的小血管；③可见裸露血管上方渗血或者新鲜血凝块，或者可直视活动性喷射性或搏动性出血（图3-96）。

（3）检查时机 发病48h内为最佳检查时机，检出阳性率高，内镜直视不仅能窥视病灶本身，还可以排除其他病变，同时还可进行治疗。但由于结肠的特殊解剖特点，锐角弯曲多，皱襞丰富，结肠袋深陷，且Dieulafoy病往往起病迅猛、出血量大，发生出血后肠腔内往往都是积血和肠内容物，影响内镜确诊率，确切的出血位置常常很难确定，而且病灶位置隐匿，病灶又小，出血呈间歇性，当出血停止时，病变很难检出，容易漏诊。故最好选择在出血期进行内镜检查，并清除积血局部冲洗后仔细观察，有时需多次重复内镜检查才能发现病变。

（4）超声内镜 有研究报道超声内镜对确诊Dieulafoy病有帮助。超声内镜能明确病灶大

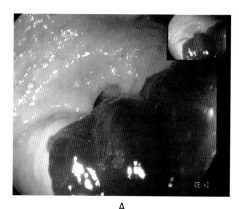

A

B

图3-96 一例直肠Dieulafoy病

A. 出血时局部可见血凝块；B. 出血停止后可见局部隆起血管

小、边界及病灶在消化道壁中的定位。

3.鉴别诊断

（1）血管发育不良　血管发育不良也可以表现为突发的下消化道大出血，血管造影时可表现为血管瘤样扩张和动静脉瘘形成。血管发育不良的组织学可见异常的黏膜下动静脉，而 Dieulafoy 病的组织学特点为黏膜糜烂下可见黏膜下层的、被侵蚀的、异常粗大的、浅表的动脉。

（2）结肠憩室出血、结肠毛细血管扩张（与 Osler-Weber-Rendu 综合征、Turner 综合征和系统性硬化症有关）、血管瘤　上述疾病均可通过临床、内镜、血管造影等特征进行鉴别。特别是对于口服 NSAIDs（非甾体抗炎药）类之后出现便血的患者，结肠镜检查时不但应注意有无憩室出血，也要注意 Dieulafoy 病的可能性。不建议在诊断不确定时内镜下活检。

4.治　疗

Dieulafoy 病传统的治疗方法是通过外科开腹手术，术式包括缝扎出血血管及病变肠段切除，由于 Dieulafoy 病病变血管范围过大以及其间歇性出血的特点，无法根治，前者再出血率较高，现已很少采用。急诊开腹手术存在高风险、无法准确定位出血灶的可能，仍有较高的病死率。

随着结肠镜的进步及内镜下治疗的广泛开展，内镜下治疗成为 Dieulafoy 病的首选诊疗技术。内镜下治疗有多种方式可供选择，如喷洒止血药、局部注射肾上腺素、硬化剂注射、热凝固、套扎及钛夹等。硬化剂止血效果显著，但易形成医源性溃疡，反复注射甚至会导致消化道穿孔。热凝治疗对组织损伤小，但只能在明确出血点时可应用，大量出血亦会影响止血效果。钛夹作为一种迅速、有效、持久的止血方法在回顾性研究中显示出了更高的有效性。超声内镜检查使确定出血的来源变得比较容易并且使靶向治疗成为可能。有文献报道：超声内镜引导下穿刺黏膜下层的动脉血管，注入硬化剂治疗取得良好的治疗效果。

（厉英超，赵　刚）

十九、其他大肠病变

（一）结直肠黏膜桥

1. 概　念

黏膜桥又称桥状黏膜，即黏膜表面可见条带状组织附着如桥样，故称黏膜桥。文献报道可见于食管、胃、十二指肠、大肠，成因多与炎症有关。结肠黏膜桥多见于溃疡性结肠炎、克罗恩病、肠结核、痢疾等，多数在病变造成的溃疡愈合过程中出现，尤以溃疡性结肠炎时多见；也有原因不明者。我国报道多见于溃疡性结肠炎患者病情经过中，如有报道 201 例溃疡性结肠炎患者中有黏膜桥形成者 5 例，占 2.6%，另有报道 186 例溃疡性结肠炎患者中有黏膜桥形成者 21 例，占 11.3%。

2. 结肠镜下特点

原因不明者可见正常的结肠黏膜背景有条索状或网状组织（图 3-97），我国报道多见于溃疡性结肠炎，此时患者的黏膜桥大多与溃疡性结肠炎的其他病变如溃疡、假性息肉等并存（图 3-98）。

3. 鉴别诊断

黏膜桥大多为溃疡性结肠炎、痢疾、肠结核等病变愈合过程中出现的一种表现，鉴别主要在原发病的诊断。

4. 治　疗

主要治疗原发病，对黏膜桥本身无须治疗。

（赵　平，程　妍）

（二）大肠黄色瘤

1. 概　念

胃肠道黄色瘤是黏膜局部脂代谢障碍引起的病变，多见于胃，较少见于肠。本症病因不明，与血中胆固醇值无关，可能由于某些病理因素改变了局部黏膜上皮功能，导致对脂质的吸收增加，或影响脂质局部运输功能，从而造成脂质沉着而形成黄色瘤。

2. 结肠镜下特点

可见黄色或黄白色稍高出黏膜面的小斑

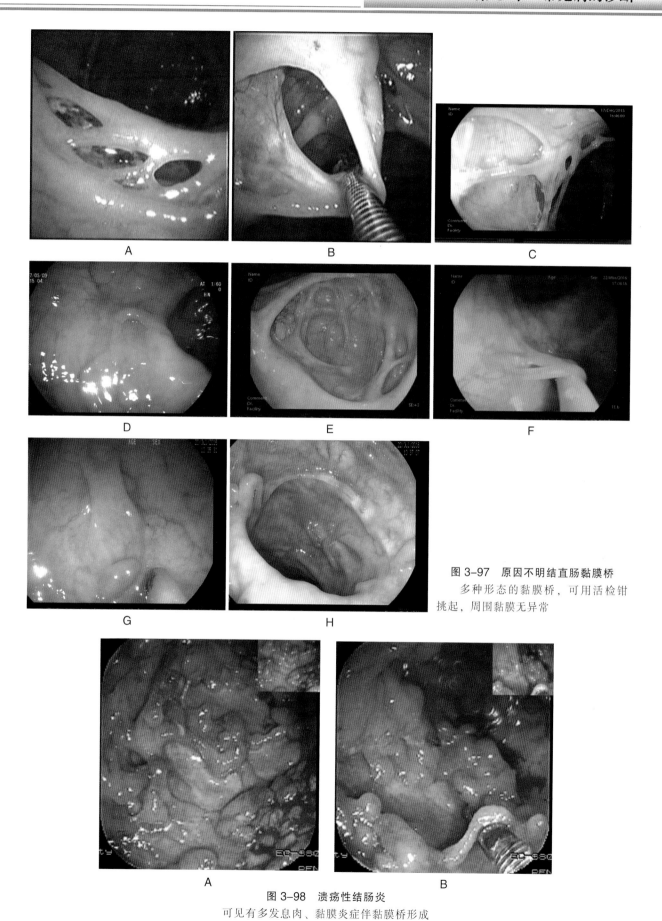

图 3-97 原因不明结直肠黏膜桥

多种形态的黏膜桥，可用活检钳挑起，周围黏膜无异常

图 3-98 溃疡性结肠炎

可见有多发息肉、黏膜炎症伴黏膜桥形成

块，表面呈细颗粒状，可单发或多发，直径多小于1cm（图3-99），文献有巨大黄色瘤的报告。活检组织显微镜下可见大小不等的吞噬脂质的巨噬细胞形成的泡沫状或透明状细胞。

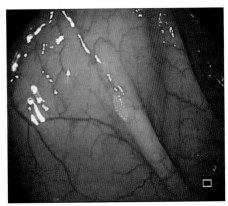

图3-99　结肠黄色瘤

3. 鉴别诊断

需与黏膜表面附着的黏液、粪质区别，可用水冲洗局部，黄色瘤冲不掉，黏液和粪质可冲掉。巨大黄色瘤需与癌及其他黏膜下肿瘤鉴别。

4. 治　疗

有自行消退的报告，多数可不予处理，仅需观察；也有采用氩气、高频电凝等法局部烧灼治疗。巨大黄色瘤可致肠道狭窄，需手术治疗。

（赵　平，程　妍）

（三）大肠粪石

1. 概　念

食用含有鞣酸多的食物如柿子、黑枣，或不易消化的食物如果皮、植物纤维，某些药物如氢氧化铝凝胶，在患者肠道排泄不畅的情况下（如患肠道肿瘤，或结肠动力障碍致长期便秘），上述物质与粪质凝集成团，坚硬如石，称粪石。粪石可造成低位肠梗阻，或造成局部溃疡形成，重者可致穿孔。

2. 结肠镜下特点

镜下可见黄色或灰色异物，呈圆形或不规则形，表面常附有粪质，用活检钳触之质硬，可活动（图3-100）。

3. 鉴别诊断

需与结肠肿瘤鉴别，粪石与肠壁不相连，

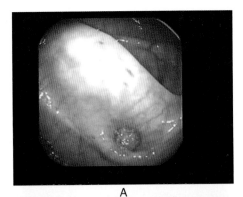

A

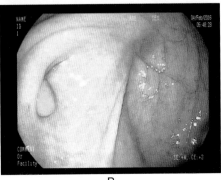

B

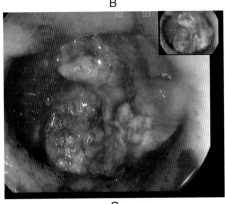

C

图3-100　结肠粪石
A.结肠憩室内粪石；B.阑尾口粪石；
C.结肠癌合并结肠粪石

常可活动，肿瘤为肠壁的一部分。但需注意可与结石并存。

4. 治　疗

可用鼠齿钳夹碎或碎石网篮粉碎后排出体外，伴穿孔者需手术治疗。

（赵　平，程　妍）

（四）大肠子宫内膜异位症

1. 概　念

子宫内膜异位症指子宫内膜组织出现在子

宫腔被覆黏膜以外的其他部位，其中12%~37%的患者为肠道受累，最常见于直肠和乙状结肠，异位的子宫内膜经浆膜层浸润至黏膜下向肠腔内生长，而引发与月经周期相关的腹痛、肛周痛，排便习惯改变，周期性便血等。

2. 结肠镜下特点

本症常由浆膜面逐渐浸润至肌层、黏膜下层、黏膜层，内镜下表现与浸润深度有关，常表现为黏膜下或壁外肿物的征象，黏膜面可正常，或可充血、水肿及有浅表溃疡。有时可见不规则扁平状隆起，或呈分叶状息肉样，表面色红，易出血，与腺瘤、癌不易鉴别（图3-101A）。也可引起肠腔狭窄。偶见黏膜下层暗紫色出血斑，偏心性的黏膜皱缩、聚集，与月经周期有关，在经期的不同时期表现不同。月经期可见突向腔内的实性软组织隆起性病变，边界欠清，表面及周边明显水肿充血，有时有红色斑点或不规则结节，或呈蓝色、紫红色，血管纹理消失。病变处可有自发性出血或接触

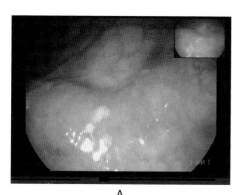

A

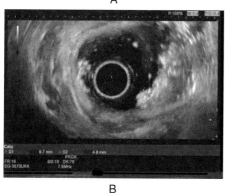

B

图 3-101 直肠子宫内膜异位症
A普通肠镜呈不规则扁平隆起，表面充血发红；B超声内镜病变呈不均匀高回声，位于黏膜下层及固有肌层，分叶状，内部血供丰富

性出血。隆起明显时可致肠腔狭窄。月经中期时隆起和狭窄明显减轻。这样的病变需想到本症。结肠镜下活检病理往往可能为阴性结果，多为黏膜慢性炎症，有时也可看到不规则腺体、上皮细胞呈单层柱状排列，类似子宫内膜结构。超声内镜检查，该病灶表现为不定型或新月形的低回声肿物，边缘不规整，侵及肠壁第3~5层（图3-101B）；还可侵入直肠阴道隔、侵入子宫，行EUS-FNA检查可获得阳性的细胞学诊断。

3. 鉴别诊断

本病应与结肠癌、结肠淋巴瘤、Crohn病鉴别。鉴别主要是随月经周期改变的黏膜下肿瘤特点及阳性细胞学诊断。

4. 治 疗

对年轻患者，若症状轻，可采用药物治疗观察；对症状明显的，特别是无生育要求的，主要是手术彻底切除病变。

（赵 平，程 妍）

（五）肛管直肠恶性黑色素瘤

1. 概 念

黑色素瘤来源于黑色素细胞，多见于皮肤、眼，少见于消化道、呼吸道，文献报告有原发于肛管、直肠、小肠、食管者。直肠黑色素瘤大多位于肛管或直肠邻近齿状线处，起源于肛管的黑色素母细胞或黑色素细胞，也可从该处的黑痣恶变而来。

2. 结肠镜下特点

多位于肛管和直肠交界处的齿状线附近，常沿黏膜下向上蔓延侵及直肠，肠腔出现结节状、息肉状、菜花状隆起，肿瘤可为黑色、棕黑色、浅灰色或无色（图3-102）。

3. 鉴别诊断

需与直肠息肉和直肠癌作鉴别，由于黑色素瘤细胞形态不典型、多样化，部分胞浆内不含黑色素颗粒，极易误诊为腺癌等，需行特殊染色，HMB-45、Malen-A是黑色素细胞特异性标记物，有助于诊断和鉴别诊断。

4. 治 疗

外科切除和化疗。

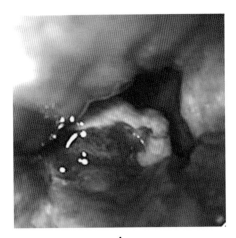

A

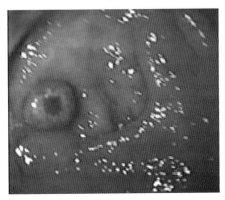

B

图 3-102 直肠距齿状线 3 cm 处的黑色素瘤

A.直肠黑色素瘤；B.盲肠处的转移瘤灶

（赵 平，程 妍）

（六）阑尾开口异常及急性阑尾炎

1.概 念

正常阑尾开口在盲肠中部，位于"V、Y"形皱襞的夹角附近，距回盲瓣 2~4cm。阑尾口多呈半月形或圆形似半月状（图 3-103）。阑尾手术后，阑尾开口常消失。急性阑尾炎症时常见阑尾开口充血水肿、有炎性分泌物，但也有开口正常者，需要做阑尾腔造影确定。

2.结肠镜下特点

急性阑尾炎的内镜下表现主要为阑尾口充血水肿，阑尾内口可附有脓苔或有炎性分泌物溢出（图 3-104）；内镜下逆行阑尾造影（endoscopic retrograde appendicography，ERA）使阑尾腔直接显影，阑尾的形态改变可以表现为阑尾腔的扩张或狭窄、内壁黏膜的不光整、阑尾走形的固定或扭曲、腔内显示粪石等（图 3-105）。ERA 特别是对于那些阑尾内口黏膜正常，而阑尾中段或尖端炎症的急性阑尾炎患者有意义。急性阑尾炎的镜下表现结合 ERA 所见，列诊断要点如表 3-1。

阑尾开口局部因手术荷包缝合，口部常呈半球形隆突，类似无蒂或亚蒂息肉，但表面光滑，色泽正常（图 3-106）。

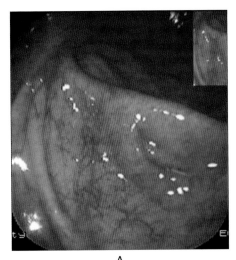

A

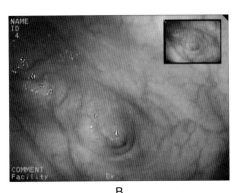

B

图 3-103 正常阑尾开口

A.半月形开口；B.圆形开口

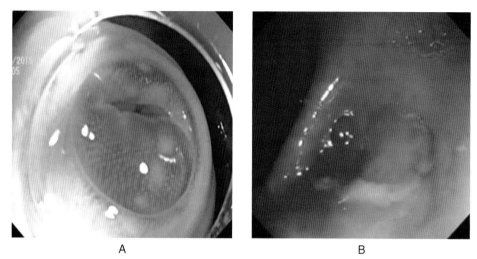

图 3-104 急性阑尾炎的结肠镜下表现
A.阑尾内口黏膜充血肿胀；B.阑尾内口附有脓苔

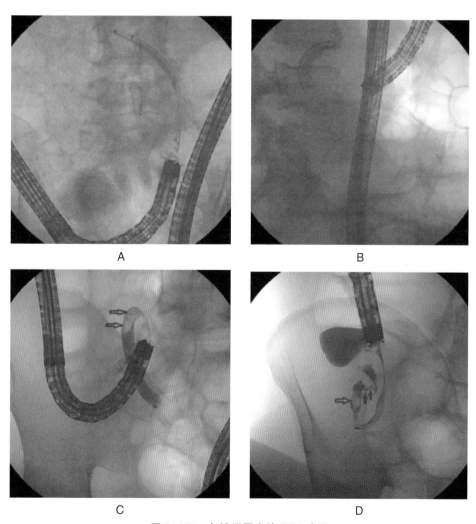

图 3-105 急性阑尾炎的 ERA 表现
A.正常阑尾 ERA；B.阑尾形态扭曲，阑尾腔扩张，内壁不光整；C.阑尾腔内清晰可见 2 枚粪石；
D.粪石阻塞的远端阑尾腔扩张，并可见造影剂外渗

表 13- 急性阑尾炎的诊断要点

内镜下表现：

1.炎症：阑尾内口甚至周围盲肠黏膜充血肿胀

Ⅰ°：阑尾内口黏膜轻度充血肿胀

Ⅱ°：阑尾内口黏膜明显充血肿胀

Ⅲ°：阑尾内口及周围盲肠黏膜充血肿胀

2.粪石：取出阑尾粪石，或可见粪石嵌顿于阑尾内口

3.化脓：阑尾内口附有脓苔或脓液

ERA 表现：

1.炎症：阑尾腔扩张（≥5mm）或狭窄，内壁不光整，阑尾走形固定或扭曲

2.粪石：腔内可见大块粪石或碎渣样粪石

3.穿孔：可见造影剂外渗或膈下游离气体

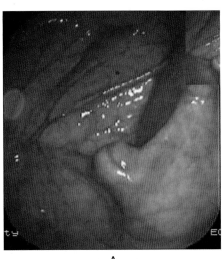

A

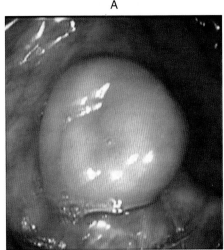

B

图 3-106 阑尾术后开口呈息肉样隆起

3.鉴别诊断

（1）阑尾肿瘤 阑尾肿瘤少见，一般无症状，常在腹部手术中或尸解时发现，当阑尾肿瘤伴有急性炎症表现时，与急性阑尾炎鉴别较困难。阑尾类癌患者可出现类癌综合征，表现为面部潮红、腹泻、痉挛性腹痛、喘鸣及右心心瓣膜病等，但发生率很低。当恶性肿瘤累及盲肠时，内镜下可鉴别。较晚期肿瘤可发现肝脏转移灶。下腹部 CT 检查有利于发现易漏诊的阑尾肿瘤。

（2）溃疡性结肠炎的阑尾改变 很多溃疡性结肠炎左半结肠炎的患者，在与之不相连的阑尾内口，有明显炎症表现。阑尾内口炎是溃结疾病活动的一个内镜学标志。急性阑尾炎的典型组织学特征是管壁溃疡、中性粒细胞透壁浸润甚至穿孔以及浆膜炎。溃疡性结肠炎的阑尾表现为慢性炎症和自身免疫性炎症，中性粒细胞浸润不明显，阑尾表现常与结肠黏膜病变一致，是同一疾病的跳跃性表现。

（3）慢性阑尾炎急性发作 慢性阑尾炎常起病隐匿，症状发展缓慢，间断发作，病程持续较长，或首次阑尾炎发病后，经非手术治疗而愈或自行缓解，病程中再次或多次急性发作，所以通过详细询问病史可以鉴别。另外，急性阑尾炎患者因阑尾粪石梗阻，造影表现为管腔扩张者较多，而慢性阑尾炎急性发作患者表现为阑尾腔狭窄或闭塞者较多，或造影可见阑尾与周围组织粘连征象。

（4）阑尾口隆起需与盲肠息肉鉴别 息肉表面色红，有的伴糜烂，术后阑尾口隆起为黏膜折叠所致，表面色泽正常。

4.治 疗

目前临床上急性阑尾炎的治疗方法有外科手术、抗生素保守治疗和内镜下逆行阑尾炎治疗术（ERAT）三种。近年来阑尾切除术在治疗急性阑尾炎中的黄金地位逐渐受到了挑战，原因有术后并发症及术后病理回报阴性（切除正常阑尾）率高等问题。随着新的抗生素谱覆盖了引起阑尾炎及各种严重并发症的致病体，保守治疗急性阑尾炎取得良好疗效的报道越来

越多，但保守治疗也存在适应证有限、治疗后复发率高等局限性。ERAT 治疗急性阑尾炎正是针对其主要病因，内镜下阑尾插管成功后，首先进行阑尾腔减压，进而造影显示阑尾腔内粪石梗阻位置或管腔狭窄处，之后冲洗、取石和放置阑尾支架引流等，病因得到有效解除，因此更有利于获得显著的治疗效果。

（厉英超）

（七）子宫结直肠瘘

1.概　念

子宫结肠瘘是极为少见的一种生殖器官瘘管，多为手术后副损伤或下腹部外伤后发生的，由于发生后瘘口由大网膜包裹形成包块，易误诊为腹部恶性肿瘤。文献报道有 3 种病因：①继发于产科宫腔内操作；②继发于子宫、卵巢肿瘤者多见，肠道肿瘤少见；③炎症，如产褥感染和阑尾周围脓肿。子宫结肠瘘患者的临床表现各异，绝大多数患者表现为阴道流粪、脓性及血性分泌物。

2.结肠镜下特点

结肠镜下可见瘘口位于直肠或乙状结肠（图 3-107）。

3.鉴别诊断

对于粪瘘患者必须进行详细的妇科检查和直肠指诊，以排除结直肠阴道瘘。结直肠阴道

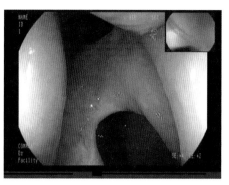

图 3-107　子宫结肠瘘：显示乙状结肠瘘口

瘘大多发生于肛肠手术及妇产科手术后、乙状结肠憩室炎、盆腔脓肿、恶性肿瘤放疗后、异物穿孔等。患者自觉阴道有气体或粪便溢出，在腹泻或排稀便时尤为明显。经检查发现阴道和结直肠有完整的瘘管，或经结直肠内注入美蓝，于阴道内见美兰染色者，可与子宫结直肠瘘相鉴别。

4.治　疗

子宫结直肠瘘的手术治疗方案应根据不同的病因选择，对良性病变应首选一期吻合治疗，可采取全子宫切除+部分肠管切除吻合术，也可采取两次手术，即先行部分肠管切除封闭切口，再行 Hartmann 手术和全子宫切除术，或先行结肠造口，再行全子宫切除术和结肠瘘口缝合修补术而不切除肠管。

（赵　平，程　妍）

第4章 结肠镜检查的并发症

结肠镜检查的并发症主要是由于适应证选择不当，术前准备不充分，术者缺乏经验、操作不熟练和（或）术者在进镜困难时急躁、缺乏耐心而粗暴进镜等所致。

1.肠穿孔

在诊断性检查中其发生率为0.17%~0.9%，在内镜治疗中其发生率可高达2%。以下情况下容易发生穿孔。

（1）直肠-乙状结肠及降结肠-乙状结肠交界处，以及粘连处的肠管转弯较急，如未遵循"循腔进镜"原则而采取盲目滑进且又缺乏经验的情况下，可使镜端顶破肠壁，造成穿孔。

（2）盲肠在过度充气，突发性压力增加时，容易发生穿孔。

（3）原有的肠道病变如溃疡性结肠炎、克罗恩病、肠结核、憩室炎等病变重，病变局部肠壁菲薄或已临近穿孔状态，注气过多甚至稍微注气便可能造成穿孔。

（4）息肉切除时，切割部位距肠壁过近、通电时间过长及黏膜切除时造成灼伤面积过大而深，在焦痂脱落时穿孔。早期肠癌行镜下黏膜切除或剥离时操作不当也易穿孔。

以下情况应高度警惕穿孔：如果在检查中发现充气不能维持肠腔扩张，或是退镜时发现有血性液体不断流出；检查结束后，如患者主诉腹痛、腹胀，且不能缓解；发现气胸、纵隔气肿、皮下气肿、阴囊气肿均应怀疑穿孔。遇有上述情况，应及时通过体格检查（注意肝浊音界是否消失）和X线检查（膈下有无游离气体）判定是否存在穿孔。如不能明确诊断，可进行水溶性对比剂灌肠，如有对比剂进入腹腔，则可确定诊断。

2.肠道出血

肠道出血发生率为0.55%~2.0%。不同情况、不同个体术后出血的时间也不相同，短者术后几小时，长者可以达术后14d。在下述情况下容易发生肠道出血。

（1）服用非甾体类抗炎药、抗凝血药或有血液系统疾病凝血功能障碍者，取活检可引起持续出血。

（2）对富含血管的病变（如毛细血管扩张）或炎症显著、充血明显的部位取活检，可引起较大量出血。

（3）息肉电切时，特别是无蒂或粗蒂大息肉，圈套器圈套息肉后收紧速度过快、过猛和（或）电流强度过强致凝固不足，均可导致息肉被机械性切除而引起出血；如电流强度过弱，电凝时间过长，残蒂焦痂脱落时可引起延迟出血。

结肠镜检查后持续出血的患者，原则上应即刻复查结肠镜。一旦发现出血病灶，应依出血性质，判断镜下应采取的治疗方法。如局部渗血可采用孟氏液或组织胶喷洒，也可采用电凝、热凝、氩气和激光止血；喷射样出血均为较粗的小动脉出血，宜采用钛夹或钛夹及组织胶止血；有凝血障碍者，应针对凝血障碍环节同时给予全身性止血药物。

3.肠系膜、浆膜撕裂

此类并发症较罕见。在插镜过程中进镜阻力增大，结肠镜前端前进困难或不能前进反而后退且患者痛苦较大时提示肠袢已形成，如继续进镜，肠袢增大，肠管过度伸展使浆膜和系膜紧张，如再注入过多空气，使肠腔内压力升高，超过浆膜所能承受限度时便会发生撕裂。

4.感　染

极少数抵抗力低下的患者，在取活检或内镜切除治疗后可能会出现菌血症。

5.心脑血管意外

在患者原有心、脑血管疾病的基础上可发生心力衰竭、急性心肌梗死、心搏骤停、脑出血等并发症。

6.气体爆炸

非常罕见。主要由于肠内含有过高浓度的氢气和甲烷气体，通电进行息肉或黏膜切除及电凝止血时可引起爆炸。多见于肠道准备不充分和（或）用甘露醇清洁肠道后等情况。因此，不用甘露醇清洁肠道及在通电操作前反复抽吸肠道内的空气，抽出肠道内的可燃性气体，注入新鲜空气可避免气体爆炸。

7.其　他

如菌血症、静脉血栓、皮下气肿、心律失常、低氧血症、麻醉意外、电凝术后综合征及消毒液造成的急性结肠化学性炎症等。另外由于泻剂而致水、电解质紊乱，甚至严重时可发生低钠性脑病等。腹腔脏器损伤，如脾破裂和脾脏外膜下血肿等也有报道，推测可能主要是因为镜身通过脾曲结肠时牵拉脾动脉或进镜时过度拉长脾结肠韧带造成原有脾脏与结肠粘连处撕裂所致。

（刘　欣）

第5章 常用内镜治疗仪器介绍

第1节 高频电治疗仪

电流通过人体可产生两种效应，即神经效应和热效应，通常家庭用的电流为低频交流电，频率为50~60Hz，若作用于人体可使肌肉收缩，如通过心脏可引起心室颤动，有致死危险。高频电也为交流电，但电流频率在100kHz以上，临床常用300~1000kHz高频电流，也称无线电频率，此种电流已无神经效应，仅有热效应而用于临床。

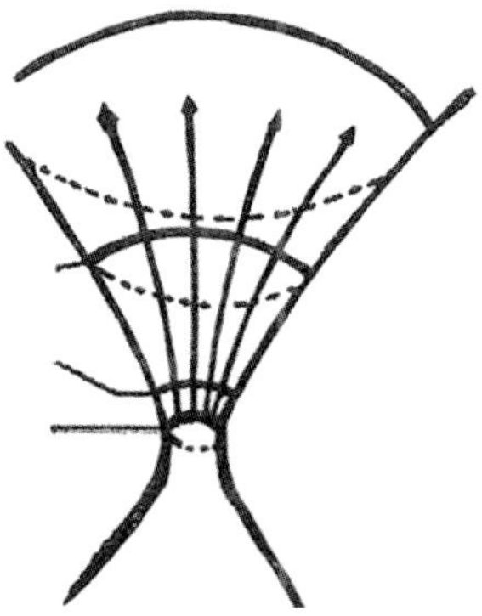

一、高频电治疗原理

采用500 kHz左右的高频电流，利用其对机体的热效应，使组织局部迅速升温而使组织蛋白质，特别是结缔组织内的蛋白质变性、干燥、凝固坏死。当局部组织在大约0.1s的瞬间温度升高至100℃以上时，便会产生气化放电而切断息肉等肿物。电流通过组织时所引起的温度变化，与组织断面的截面积成反比，即作用电极的面积越小，局部产生的温度越高（图5-1），而与通过组织的电流量、通电时间及电流通过组织的阻力成正比。

高频电流波有切开波、凝固波、混合波3种。切开波形电流为一连续的正弦波，每个波形都具有切开组织所需要的有效功率。主要用于组织切割。切开波形电流切断组织迅速，但

10mm² 0.01℃

2.5mm² 0.16℃

2mm² 25℃

1mm² 100℃

图5-1 作用电极面积与局部温度的关系

凝固不充分，容易发生出血。凝固波形电流为非连续性衰减波，即正弦波形由高峰值电压向低峰值电压衰减的波形。其输出功率比相应的切开波电流约少1/3，仅部分具有切开所需要的有效功率，其他达不到有效功率的波形使组织发热和凝固，主要用于凝固组织。混合波形电流由凝固用的衰减波与切开用的非衰减波组合而成，在切开的同时又有适当的凝固层形成，并可依具体情况调整切开与凝固的比例，以达到最佳的治疗效果并保证高度的安全性（图5-2）。但需注意，小功率的切开波只能使组织脱水、凝固，而达不到切开效果；功率大的凝固波也可具有切开的功能，凝固波形电流对组织的损伤范围深而广，易于引起穿孔（图5-3，图5-4）。

高频电流对作用组织产生的效果主要有：①脱水。电流通过组织而产热，热能使组织内

切开波形

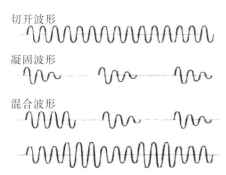

凝固波形

混合波形

图 5-2　高频电流的波形

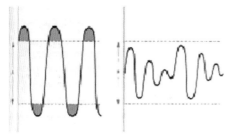

图 5-3　正常功率下的切开、凝固波

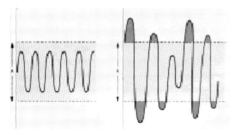

图 5-4　功率过小的切开波和功率过大的凝固波

水分脱出。②切割。当电流输出功率较大时，受作用组织快速脱水而干燥，电流阻力升高，周围空气中存在着电离子，使电流可跃至邻近较湿润的组织而产生电火花。电火花引起的热量大于原来电流通过组织的阻力而产生的热量，两种热量共同作用可使组织细胞爆炸，进而产生切割作用。③电灼。当电极贴近组织但不与组织接触时，电火花可从电极表面跃至组织的表面而产生电灼作用。初始引致浅表组织凝固，继而引起较深组织的坏死，最终形成坚硬的黑色焦痂，其波及的范围较切割广泛。

二、仪器简介

　　高频电治疗仪由高频电源、波形及功率控制键、作用电极、肢体电极等组成。作用电极

可分单极和双极两种，以单极最常用，双极电极头端分阳极和阴极，用特殊材料绝缘，不用装肢体电极，因其价格昂贵且耐久性差，因而限制了使用。仪器还带有报警装置，如仪器故障或电极接触不良，会发出报警信号，以便操作者查验，有多种款式（图 5-5A、B）。

三、高频电治疗的注意事项

　　1. 使用前注意

　　（1）患者准备同普通内镜，但不得用甘露醇准备肠道，因其可使结肠内积存危险易爆气体。安装有心脏起搏器及脑内埋电极者属禁忌。

　　（2）向患者及家属充分说明实施治疗的意义和方法，特别告知有出血、穿孔等并发症，如发生则需紧急输血或手术，需要在知情同意书上签字。

　　（3）检查高频电治疗仪，注意地线、报警装置、功率调节钮位置。

　　（4）电刀性能、连线是否牢靠、是否绝缘，特别注意电刀头端有无组织黏附，组织黏附可影响导电性能，必须擦洗干净。

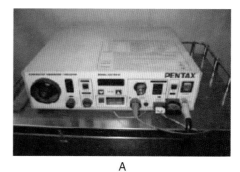

A

B

图 5-5　高频电治疗仪

（5）测量电力强度。具体方法为在与患者相连的肢体电极板上放置一小块湿肥皂，将电凝器（圈套器）头端轻触肥皂并通电，如引起电火花发生，此时的电力强度为最低电力强度，若将圈套器伸出，使圈套环直径与欲切息肉蒂部直径相同，再度轻触肥皂通电，引起电火花，为切除息肉的最大电力强度；

（6）将肢体电极牢贴患者下肢，检查台的金属露出部须用包布覆盖，勿使患者皮肤与金属直接接触。

2. 使用中的注意事项

（1）根据临床情况不同及个人经验选择凝固波、切开波或混合波。笔者单位习惯使用混合波，通过降低或升高电流强度，可分别产生凝固或切开效果，在切开的同时也有适当的凝固层形成，同时有止血作用，使用较方便。

（2）使用圈套器时注意勒紧后再通电，如出现白色凝固层，说明起到了凝固效果，在凝固层出现冒烟现象，说明产生电火花，出现了切割效果。切勿用机械力量切割，以免引起出血。

（3）通电时注意患者反应，如诉说疼痛应立即中止通电，此为涉及消化管肌层的信号，如不停止有可能引起穿孔危险。

（4）正常功率下如息肉仍不能顺利切除，应考虑有电流分流的存在，不应盲目增大功率，待分流解除后再通电，可避免烫伤、穿孔、出血等并发症（图5-6）。

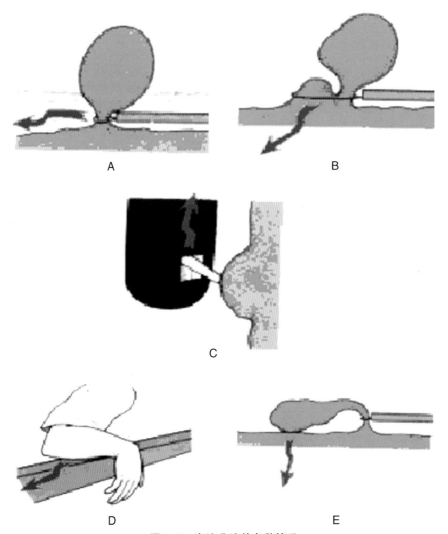

图5-6　电流分流的多种情况

A.电刀接触液体；B.电刀和其他组织接触；C.电刀与金属接触；D.患者皮肤与金属接触；E.通电组织与其他部位接触

四、高频电治疗的副作用

高频电治疗的副作用主要有因电凝不充分而引起的出血，切割、电凝过度或操作不当引起的穿孔；少见烧伤、结肠爆炸等。

五、高频电在内镜治疗中的临床应用

高频电流作为外部加热的治疗方式，其兼具凝固与切割作用使其成为目前内镜下治疗消化道肿瘤的常用手段，主要包括消化道出血的电凝止血、息肉的治疗、黏膜下肿瘤的治疗、消化道早期癌的黏膜切除等，参见相关章节。

此外还可用于小息肉的活检和切除，称热活检法。热活检法适合于小的宽基底息肉，既可取少量组织化验，又可使残存部分脱落。用热活检钳钳住息肉后，牵拉使息肉基底部呈天幕状或哑铃状，通电后在狭窄部因电流密度大，故该部温度高发生凝固坏死，而钳杯咬下的息肉因热度不高而保持完好，可送病理学检查（图 5-7A、B，图 5-8A、B）。

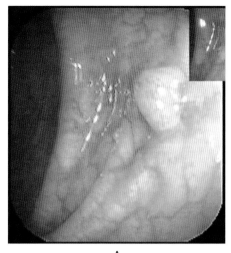

A

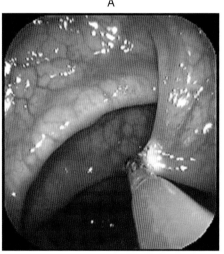

B

图 5-8　热活检法实图
A.小息肉；B.牵拉呈天幕状后通电

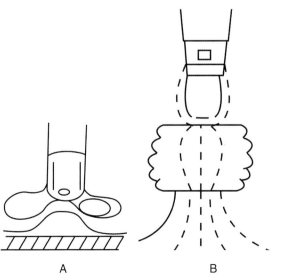

A　　　　　　　　B

图 5-7　热活检法示意图
A.钳夹息肉头端；B.牵拉呈天幕状后通电

（龚　均，赵　刚）

第 2 节　氩气刀治疗仪

氩等离子体凝固（argon plasma coagulation, APC）是一种新型非接触性电凝固技术，1991年德国 Grund 等首次将其引入内镜治疗，又称氩气刀。

一、氩气的特点及作用原理

氩气是一种性能稳定、无毒无味、对人体无害的惰性气体。它在高频高压电的作用下，被电离成氩气离子。这种氩气离子具有极好的导电性，可连续传递电流，它能引导高频电流到达组织表面，APC 不会炭化或气化组织，APC 的热效应仅限于组织失活、凝固、干燥及干燥后所产生的组织固缩。APC 的物理特性是氩等离子体沿着电极和组织间的电场方向流动，离子流从电极到达最近的导电组织，组织一旦干燥就会失去导电性，离子流会自动从干燥组织流到湿组织，直到相近组织表面被烧灼干燥，所以 APC 作用的深度仅限制在一个很小的范围，一般在 3~4mm（图 5-9）。

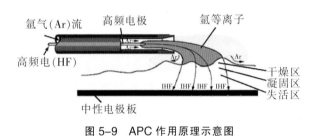

图 5-9　APC 作用原理示意图

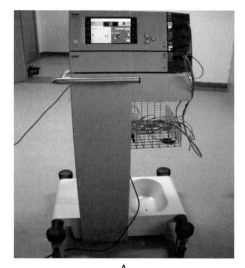

A

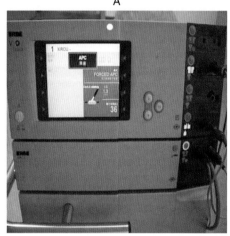

B

图 5-10　APC 治疗仪

二、仪器简介

APC 治疗仪由氩气源和高频电源及 APC 探头组成，氩气源由氩气瓶、减压阀和控制器组成，可以自动调节氩气流量和压力（图 5-10A、B，图 5-11）。

一般设定氩气流量为 1.2~2.0L/min，功率在 35~80W，将 APC 探头通过内镜活检钳孔插入至胃肠道，探头离镜头需要伸出至少 1cm，以免损伤镜头，探头电极头部标有黑色线状标记，在直视下应可见到探头电极头端远侧第一个黑色环（图 5-12A、B），探头离作用部位 2~3mm，不要接触组织，也不能离得太远，以保证氩气的有效电离。

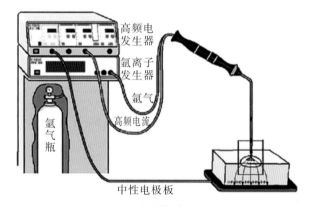

图 5-11　仪器构造示意图

三、氩气刀的临床应用

1. 止　血

良恶性溃疡出血、糜烂性胃炎出血、血管畸形、放射性直肠乙状结肠炎出血、息肉切除

后出血等进行电凝止血，由于氩气刀的高频高压输出电极输出凝固电流时，氩气从电极根部的喷孔喷出，在电极和出血创面之间形成氩气流柱，在高频高压电的作用下，产生大量的氩

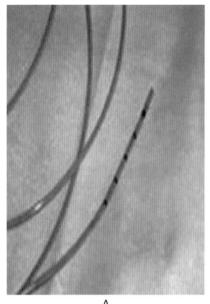

A

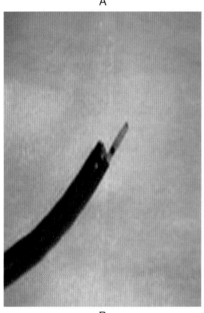

B

图 5-12　电极与头端黑色标记环

气离子。这些氩气离子可以将电极输出的凝固电流持续传递到出血创面。由于电极和出血创面之间充满氩离子，所以凝固因子以电弧的形式大量传递到出血创面，产生很好的止血效果。单纯高频电刀的电凝作用由于电极和出血创面之间充满成分较杂的空气，电离比较困难，因此电极和出血创面之间空气离子浓度较低，导电性差，传递到出血创面的凝血电弧数量较少，凝血效果较差。加电弧氩气后，凝血电弧数量成倍增加，所以无论对点状出血或大

面积出血，氩气刀都具有非常好的止血效果。此外氩气刀为非接触止血，电极和组织不会粘连（图 5-13）。

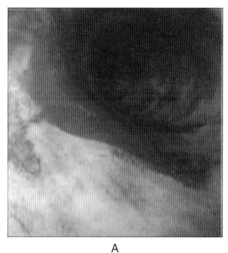

A

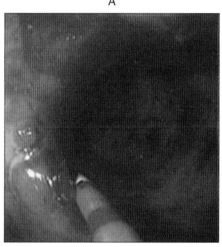

B

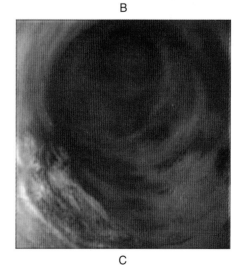

C

图 5-13　氩气刀的止血作用
A.出血灶；B.止血中；C.止血后

2. 组织失活

用于晚期肿瘤性狭窄、支架内狭窄、Barrett（巴雷特）食管、Zenker 憩室、良恶性肿瘤固缩、小息肉及腺瘤、疣状胃炎等治疗（图 5-14）。

3. 氩气保护下的高频电刀切割

当氩气刀的高频高压输出电极输出切割电流时，氩气从电极根部的喷孔喷出，在电极周围形成氩气隔离层，将电极周围的氧气与电极隔离开来，从而减少了工作时和周围氧气的接触及氧化反应，降低了大量产热的程度。由于氧化反应极产热的减少，电极的温度较低，所以在切割时冒烟少，组织烫伤坏死层浅。另外，由于氧化反应少，电能转换成无效热能的量减少，使电极输出的高频电能集中于切割，

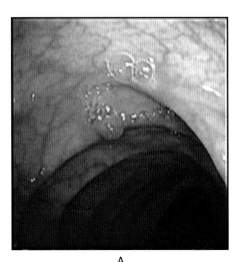

A

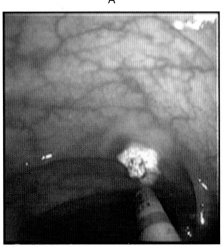

B

图 5-14　结肠小息肉的氩气治疗
A.治疗前；B.治疗中

提高了切割的速度，增强了对高阻抗组织（如脂肪、肌腱等）的切割效果，从而形成了氩气覆盖的高频电切割。

四、氩气刀治疗的副作用

（1）氩气流量过大可引起腹胀，应避免大量氩气进入胃肠道，应不断负压抽吸排除气体。

（2）不要将已启动的 APC 电极紧贴组织或器官，否则有可能会造成气肿或器官壁损伤。

（3）在置入支架的食管等部位操作时不要将 APC 直接接触金属，以免金属传热，造成非治疗部位的损伤。

（龚　均，赵　刚）

第 3 节　微波治疗仪

微波是电磁波中的一个特定频段，能使介质或物体的阴、阳离子的极性分子发生振动而产生热能。在生物细胞内的各种离子也是由于这种电场作用而产生热效应，称之为"微波热能"。微波治疗在国内外已应用多年，其疗效已得到世界医学界的肯定。因其优越的止血效果，先进的作用原理，微小的组织损伤，而成为手术时取代电灼、冷冻、激光的新技术。

一、作用原理

微波的波长由 0.1mm 至 100cm，频率在 300MHz 至 300GHz，可分 4 种波，即分米波（10~100cm）、厘米波（1~10cm）、毫米波（1~10mm）、亚毫米波（0.1~1mm）。目前所用内镜微波治疗仪的频率为（2450±50）MHz，波长 12cm 的分米波，功率一般为 20~60W，以每秒 2450×10^6 次振动，使组织中水分迅速振动（水分子中 O 为负电荷、H 为正电荷），产生类似摩擦效应，使组织很小范围温度上升，

水分蒸发，组织凝固，凝固过程缓慢，安全，因微波产热一般不超过 100℃故不会炭化（图5-15）。

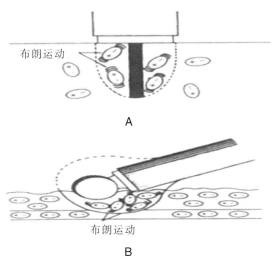

图 5-15　微波作用原理
A.刺入法；B.接触法

二、仪器简介

内镜微波治疗仪由微波发生器、同轴导线及辐射器组成，导线为金属导丝，外有隔热材料包裹，可通过内镜活检钳孔道插入消化道，顶端为辐射器，由特种金属组成，要求不易融化、不易变形、不易黏附组织。可制成针形、球形等不同形状（图5-16，图5-17）。一般导线插入镜内头端，离内镜头 2 cm 为宜，离得太近有可能损伤镜头。仪器有功率控制键及定时装置，可调节功率及作用时间，用脚踏开关控制，功率以"mA"或"W"为单位，时间以"s"为单位，一般定时 4 s 或 5 s 为一次治疗，可根据情况使用多次。

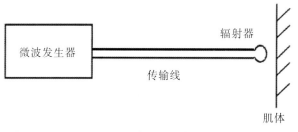

图 5-16　微波发生系统示意图

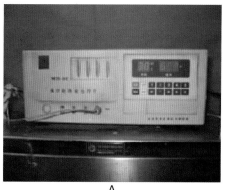

A

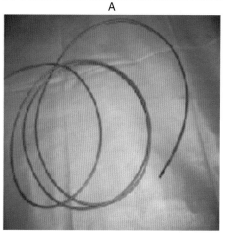

B

图 5-17　微波治疗仪和辐射器
A.治疗仪；B.辐射器

三、微波特点

1. 由于微波产热不如高频电高，因此组织凝固适度，引起出血、穿孔的危险性小。例如动物实验表明电流强度在 40~80mA、时间 10~30s 时作用于胃黏膜损伤仍局限于黏膜层，延长作用时间也不增加深度，但凝固范围有增大。人体观察直径 2cm 范围的凝固组织，24h 后仅表层上皮脱落，大部分凝固组织仍存在，3d 后凝固组织大部脱落形成溃疡，7d 后黏膜再生，肉芽组织增生，溃疡缩小，1 个月后瘢痕形成。

2. 不用肢体电极，装置简单。

3. 简单易学。

四、微波凝固治疗的副作用

1. 导线辐射头与组织接触有时有粘连，撕脱组织可造成出血。

2. 电火花也可导致肠中易燃气体爆炸。

3. 植入心脏起搏器患者不能用微波治疗。

五、临床应用

可用于胃肠黏膜出血止血、息肉灼除、溃疡凝固、肠癌组织烧灼等。穿刺型适用于小的隆起性病变，尤其是黏膜下肿瘤（其可产生楔形组织凝固）；接触型能在短时间内产生较大范围的组织凝固作用，适用于低的隆起性病变（如病变较浅的Ⅱb型、Ⅱc型和Ⅲ型胃癌），由于组织凝固浅，也适用于治疗狭窄性病变。常用电流强度为50~80mA，通电时间5~10s（图5-18，图5-19）。

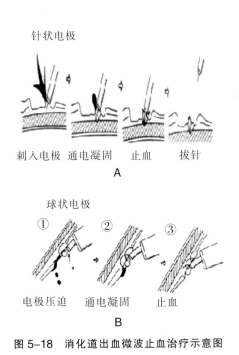

图5-18 消化道出血微波止血治疗示意图

六、微波的使用禁忌

1.患者体内有金属植入物者，除专门医嘱外，一般不可治疗。助听器应从患者身上拿走。

2.植入心脏起搏器或心脏电极的患者不能接受微波治疗。

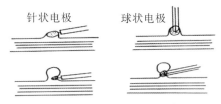

图5-19 微波治疗息肉示意图

3.出血倾向的患者禁用。

4.严重局部水肿及全身性感染疾病患者禁用。

5.妊娠期妇女及3岁以下儿童慎用。

6.高热患者及糖尿病患者慎用。

（龚　均，赵　刚）

第4节　消化内镜外科工作站

消化内镜电外科工作站是电外科工作站智能化、模块化及人性化发展趋势下的一个分支，目前市场上的代表性产品是德国ERBE公司的VIO 200D与氩等离子体凝固器APC2组成的整合设备（含其他附件；图5-20）。由于具备良好的人机交互功能、模块化设计理念以及随时可更新软件及硬件组合等优势成了内镜医生日常工作中不可或缺的帮手。

ERBE VIO 200D型氩气刀是适合内镜下使用的消化内镜工作站，具有器械自动识别（即插即用）功能，电极末端气体压力自动恒定，可配多种可重复使用APC电极，专利技术的电极末端色环标记，最主要的是它具有独特的消化内镜专用模式ENDO CUT IQ（内镜电切）功能。在胃肠道息肉切除过程中可良好控制切割速度，息肉切除时具有良好的止血功能；初始切割时通过PPS功率补偿系统给出高功率混凝波形，使初始阶段就能顺利切开组织。另外，该系统还配备了独立程序应用于十二指肠乳头切开术（EST）。

CUT CONTROL系统检测阻抗变化，自动调节功率，使得后续切割顺利，收放自如；可控电凝深度，防止组织穿孔，可控深度为1~4mm。在使用新型环形APC电极时，气流向四周喷射，无须旋转电极尤其适用于狭窄部位再通，亦适宜于较难定位部位病变的治疗，全面

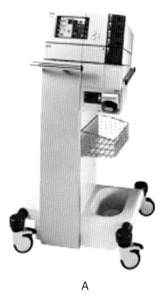

A

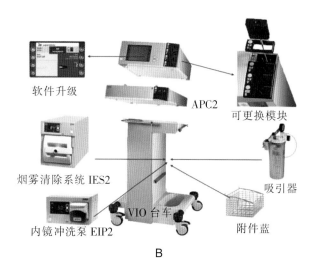

软件升级

APC2

可更换模块

烟雾清除系统 IES2

吸引器

内镜冲洗泵 EIP2

VIO 台车

附件蓝

B

图 5-20 ERBE VIO200D+APC2 工作站

替代侧喷 APC 电极，使治疗更为快速、灵活，氩气电凝可自动搜索病变组织，为内镜医生的操作和使用提供了便利。

一、氩等离子体凝固的操作模式

1.强力 APC

恒定氩等离子束，用于弥散性出血的标准止血和灭活。

2.脉冲 APC

脉冲 1：每秒 1 次脉冲，用于精确电凝，使大肿瘤或增生组织失活；脉冲 2：每秒 16 次脉冲，用于较大创面的电凝，使小肿瘤或静脉曲张食管局部组织失活。

3.精细 APC

低能量输出具有浅表电凝效果，且穿透深度保持不变，适用于薄壁区域的治疗，如十二指肠或右半结肠止血等内镜下治疗。

二、氩等离子体凝固治疗的适应证

1.止 血

良恶性溃疡止血、糜烂性胃炎、血管畸形、放射性结直肠炎出血、息肉切除术、ESD术后止血等。

2.组织灭活

晚期肿瘤恶性狭窄、支架内狭窄、Barrett食管、Zeker 憩室、良恶性肿瘤、小息肉及疣状胃炎等。

三、氩等离子体凝固的工作特点

APC 主机配合专用导管（图 5-21）进行内镜下治疗具有如下特点：①低电压设计，保证最大的安全性；②器械自动识别、自动搜索病变组织；③电极末端气体压力自动恒定；④新型氩等离子起弧距离更长、功率更低；⑤直喷、侧喷、360°环喷电极可选；⑥部分配件可反复使用，高温高压消毒。

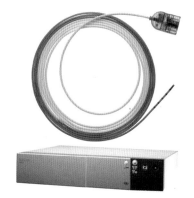

图 5-21 ERBE APC2 主机及专用导管

（龚 均，李 红，赵 刚）

第6章 常用结肠镜下治疗

第1节 大肠息肉摘除术

(一) 概 况

大肠息肉是指来源于大肠黏膜上皮的良性肿瘤，病理学上分炎性息肉、增生性息肉、错构瘤性息肉、腺瘤性息肉。腺瘤性息肉又分为管状腺瘤、绒毛状腺瘤和管状绒毛状腺瘤（亦称混合型腺瘤），其中以管状腺瘤最多见。因腺瘤性息肉易癌变因此是目前公认的癌前病变。临床上把息肉超过100枚者称为息肉病，大肠息肉病包括家族性腺瘤性息肉病和Peutz-Jeghers综合征（黑斑息肉综合征），参见第3章第3节。

随着人们生活水平的不断提高以及生活方式的改变，大肠癌在西方国家发病率已上升至恶性肿瘤第二位，我国大肠癌的发病率也日渐增高，而大多数肠癌由腺瘤癌变而来。研究表明切除大肠腺瘤，有助于降低大肠癌的发病率，因而也有人提出消灭大肠腺瘤有可能使肠癌零发病。

内镜下息肉形态多样，大小不一。有将<1.0cm的息肉称小息肉，<0.5cm的息肉称微小息肉，>2.0cm的息肉称巨大息肉。目前，临床根据山田分类法将息肉分为四型：Ⅰ型：隆起病灶的起始部平滑，与周边黏膜界线不明显，病灶呈丘状隆起；Ⅱ型：隆起病灶的起始部与周边黏膜有明显的界线，病灶呈半球状隆起；Ⅲ型：隆起病灶的起始部与周边成锐角，病灶基本为球形，呈亚蒂状隆起；Ⅳ型：隆起病灶基底部明显小于顶端，呈蒂状隆起（图6-1）。腺瘤体积越大，越易癌变；腺瘤形态呈光滑型、球形者癌变少，而呈分叶状、菜花型，表面粗糙、炎症明显者，容易发生癌变；绒毛管状腺瘤及绒毛状腺瘤，容易癌变。国内报道结肠息肉0.6~1.0cm的恶变率为3.8%，1.1~1.9cm的恶变率13%，≥2cm恶变率27.59%，≤0.5cm未见恶变。因此可见，早期发现和及时治疗结肠息肉对预防结肠癌十分重要。

(二) 结肠镜下治疗

随着内镜诊疗技术的发展和相关配套器械的不断完善，内镜下息肉的治疗已成为消化道息肉治疗的首选方法。内镜下息肉的治疗方法简单、有效、安全、痛苦小，花费相对少，因此，已广泛在临床上开展应用。目前常见的内镜下息肉切除术主要有勒除器息肉切除术（SS）、内镜下黏膜切除术（EMR）、分次EMR（pEMR）及内镜黏膜下剥离术（ESD）等。

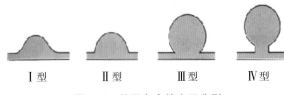

Ⅰ型　　　Ⅱ型　　　Ⅲ型　　　Ⅳ型

图6-1　结肠息肉的山田分型

1.适应证与禁忌证

适应证：无癌变的息肉，原则上都属适应证。

相对禁忌证：息肉过大、过多。

禁忌证：①有结肠镜检查禁忌证者；②有出血倾向者；③高度怀疑癌变者。

内镜下息肉治疗适应证与禁忌证是相对的，主要根据具体情况而定，包括患者的情况、息肉状况、内镜与附件设备及内镜医师的操作技术。对于年龄大或者有心肺肝等内脏疾病而不能耐受外科手术者，息肉也可通过多次或分期进行内镜下治疗。对数目多的大肠息肉患者，可分次切除。家族性结肠息肉病，在因多种原因而未进行全结肠手术前，可对较大息肉进行内镜下治疗，并定期随访。

2.术前准备

了解患者主要病史和一般情况，包括生命体征，全身重要脏器的功能。检查血常规、肝肾功、出凝血时间及心电图等。内镜下结肠息肉治疗前做肠道准备，准备方法同一般肠镜检查，但用甘露醇做肠道准备时，因其在肠道可产生氢气和甲烷，故在用高频电治疗时，应反复换气，避免发生爆炸。内镜下结肠息肉治疗前应向患者和家属详细说明治疗的必要性、治疗的方法，优点及可能的疗效，同时还应客观的告知治疗可能出现的并发症，采取预防及处理的措施，签写知情同意书后方可进行治疗。根据病灶的部位、特点及可能的手术方法进行术前器械准备是十分必要的，熟悉和选择合适的所用仪器的治疗参数，正确连接电极板，并检查治疗仪器的工作状态是否正常。手术助手的配合非常重要，电切时圈套器收紧的时机和力度要得当，以避免出血和穿孔。

3.操作方法

（1）有蒂息肉

多用圈套器直接圈套切除。在息肉电切前，应将息肉调整于视野的最佳位置，充分暴露息肉（清楚暴露蒂部），再套入圈套器至息肉的蒂部，适当收紧圈套器，稍牵拉息肉，使其远离肠壁后再进行电切。如蒂较短时，圈套器尽量靠近蒂的息肉侧（图6-2；见DVD）；如蒂较长时，应保

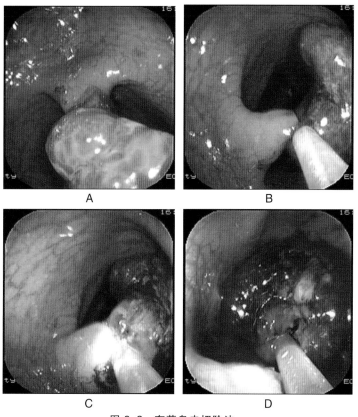

图6-2 有蒂息肉切除法一

A.乙状结肠息肉；B.靠近息肉侧圈套；C.进行电切；D.回收标本

留 0.5~1.0cm 长的蒂，不但可预防穿孔和出血，也便于在出血时进行止血治疗（图 6-3）。

如果息肉蒂比较粗大或有粗大血管时，可根据条件选用：①尼龙圈套预置息肉蒂部，勒紧蒂部后观察 5~10s，待息肉颜色变紫，于尼龙圈上方 0.5~1.0cm 处电切息肉（图 6-4；见 DVD）。②蒂部预置钛夹，完全阻断血流后，可见息肉体颜色由红转紫，体积有所缩小，再于钛夹上方 1.0~1.5cm 处电切息肉（图 6-5；见 DVD）。注意，因钛夹是金属制品，高频电流通电有一定危险性，会产生热传导，故要避免圈套器或 IT 刀与金属夹接触。③息肉基底部注射 1:10 000 的肾上腺素盐水，使病灶与肌层之间距离加大，减少热传导到达肌层，从而避免穿孔，同时注射肾上腺素盐水可以收缩息肉供血血管，减少出血，此时可见息肉颜色较前变白，再予以切除（图 6-6；见 DVD）。也可采用钛夹和注射相结合的方法，上述方法都可防止术中出血。

对于有蒂的巨大息肉，当圈套器无法套入时，可分次电切，如无禁忌证也可于息肉基底部注射 1:10 000 的肾上腺素盐水，使息肉供血血管收缩，息肉缩小后再行切除（见 DVD）。

（2）无蒂小息肉

无蒂微小息肉（直径<0.5cm），因血流供应大多是起源于黏膜层的毛细血管，直接钳除后大多可自凝，并且活检钳张开后最大直径一般均大于 5 mm，大多可保证完整钳除，因此近年来也有主张冷钳息肉切除术（Cold forceps polypectomy）。对 >5mm，而 <10mm 的

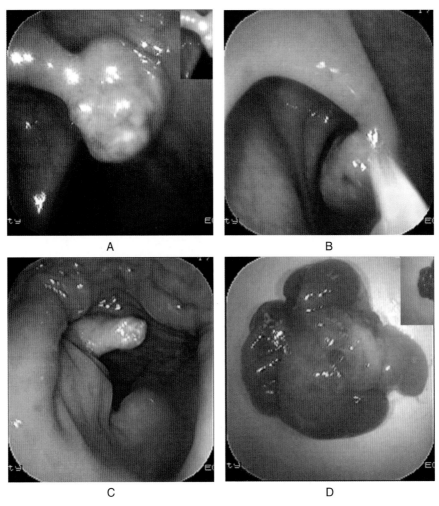

图 6-3　有蒂息肉切除法二

A.横结肠息肉；B.圈套电切；C.残留蒂长 0.5cm~1.0cm；D.切除标本

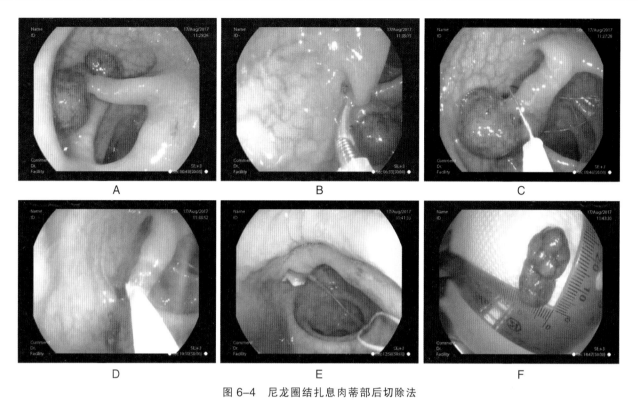

图 6-4　尼龙圈结扎息肉蒂部后切除法

A.长蒂息肉；B.先用尼龙圈结扎蒂部；C.圈套器套在息肉底部；D.进行电切；E.切除息肉后的残蒂；F.切下的息肉标本

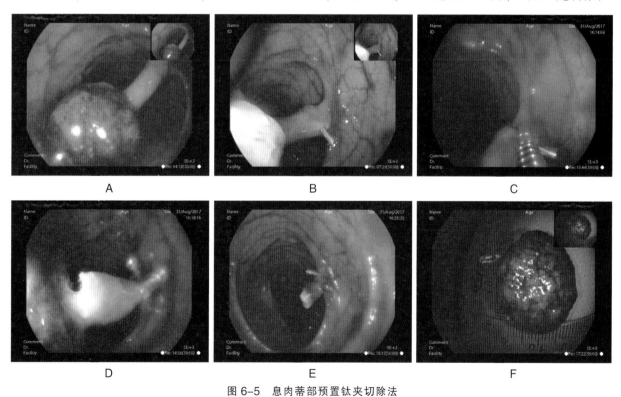

图 6-5　息肉蒂部预置钛夹切除法

A.长蒂息肉；B.钛夹钳夹蒂部；C.粗蒂需 2~3 个钛夹；D.电切息肉；E.切除后的残蒂；F.切下的息肉标本

小息肉认为可用冷圈套切除的方法（cold snare polypectomy），由于冷切除法对黏膜下层血管及组织损伤小，因此此法不会引起穿孔且出

血概率与高频电切相当（图 6-7，图 6-8；见 DVD）。文献介绍冷圈套切除后创面如有渗血，可对准创面用高压水冲的办法有压迫血管止血作

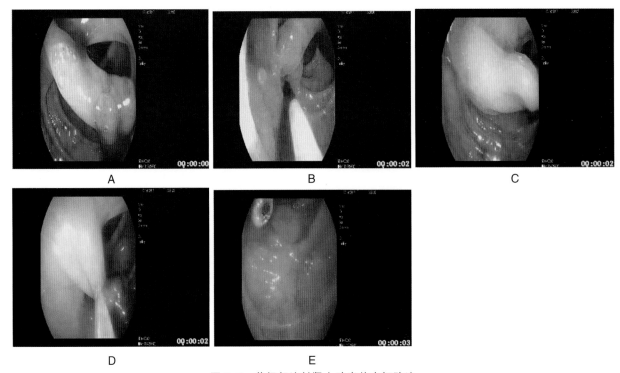

图 6-6　蒂根部注射肾上腺素盐水切除法
A.长蒂息肉；B.蒂部注射；C.注射后显示的蒂部；D.电切息肉；E.切除后的残蒂

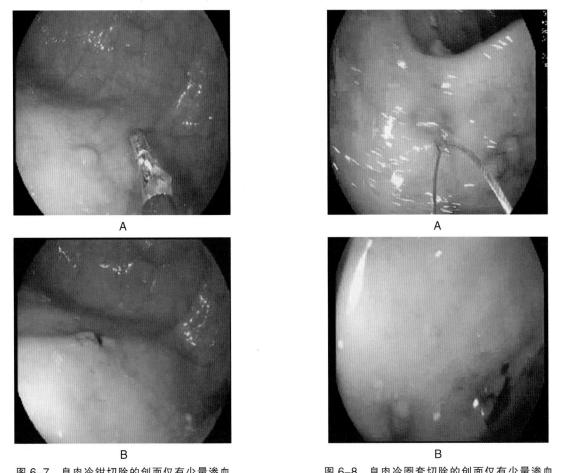

图 6-7　息肉冷钳切除的创面仅有少量渗血
A.息肉切除前；B.切除后创面

图 6-8　息肉冷圈套切除的创面仅有少量渗血
A.息肉切除前；B.切除后创面

用。一旦冷切除出现出血不止的情况仍可加用热凝止血等方法。

小息肉也可选择高频电凝固法（图 6-9A、B；见 DVD）或微波、氩离子体凝固术（APC；见 DVD）（图 6-10A、B；见 DVD）等热凝固法切除。在用高频探头、微波探头及 APC 治疗时，应避免深压息肉或组织进行治疗，以免造成深层组织损伤或穿孔，可轻接触息肉（高频探头、微波探头）或稍远离息肉（APC）进行治疗。因上述方法在治疗后无法获得组织进行病理检查，因此，应在治疗前进行活检，确定诊断后再予治疗。

微小息肉也可用热钳法去除，其方法为先用热活检钳将息肉夹住，再提起使之呈天幕状后通电，因狭窄部电流密度大，故该部温度高

而凝固坏死，而钳杯中的息肉因热度不高而保持完好，可送病理学检查（图 6-11，图 6-12；见 DVD）。

（3）无蒂或亚蒂息肉

广基息肉直接电切易引起出血和穿孔，因此对直径为 0.5~2.0cm 的广基息肉应在息肉基底部注射生理盐水使之隆起后再予切除（EMR 法）（图 6-13A、B、C；见 DVD）。如无蒂息肉隆起明显者也可直接进行圈套电切（图 6-14A、B、C、D；见 DVD）。

（4）无蒂大息肉

对于直径≥2.0cm 的广基息肉可采用分块或分期电切的方法（图 6-15），但近年来对较大的广基息肉也可采用 ESD 法进行完整切除治疗（方法参见本章第 4 节）。

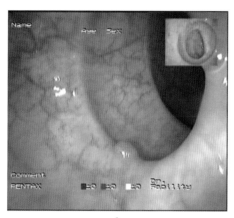
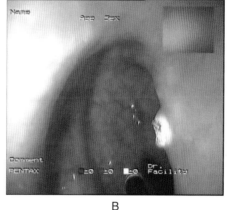

A   B

图 6-9　小息肉高频电凝固法

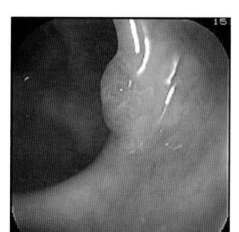
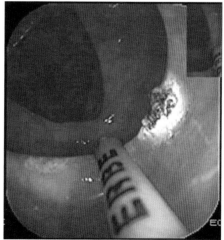

A   B

图 6-10　氩离子体凝固法

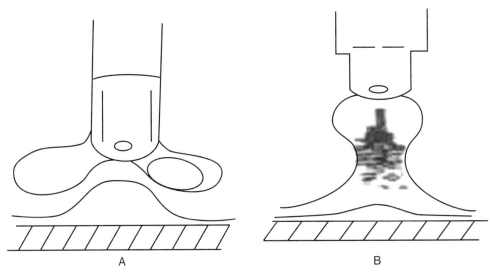

图 6-11 小息肉热活检钳切除法示意图

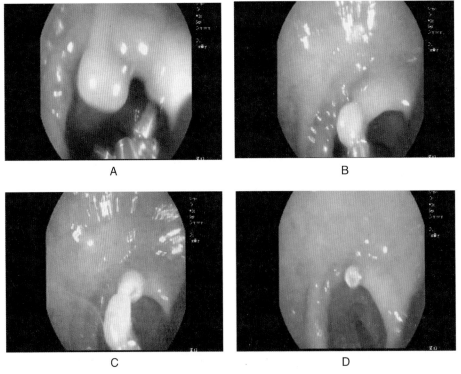

图 6-12 息肉热活检钳切除法

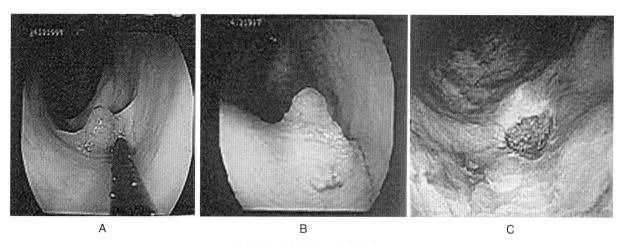

图 6-13 EMR 法切除无蒂息肉
A.息肉基底注射盐水；B.使息肉上浮；C.圈套器切除

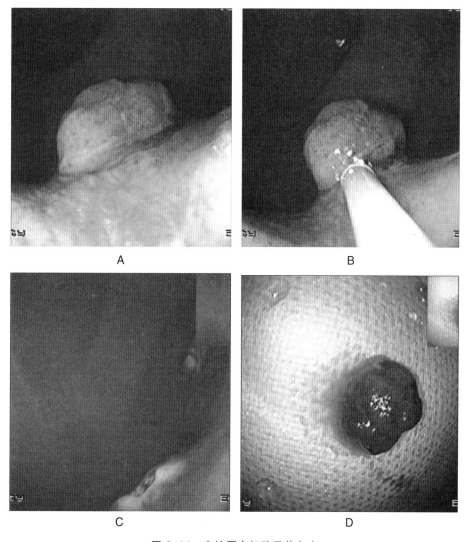

图 6-14 直接圈套切除无蒂息肉
A.广基息肉；B.圈套切除；C.切后创面；D.切除标本

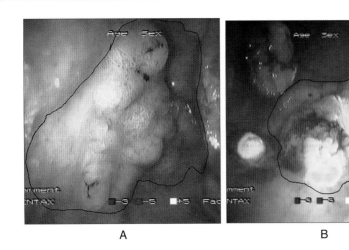
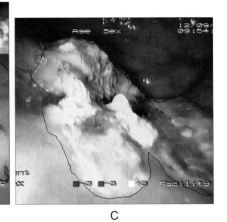

图 6-15　直肠侧向生长腺瘤的分次切除
A.直径>3.0cm 的扁平腺瘤；B、C 分 4 次切除

（三）并发症的防治

1.出　血

术中常见的原因为电凝不充分和圈套器收的过快导致的机械切割。因此对蒂部较粗的息肉，在治疗前有条件者可应用尼龙圈套结扎息肉蒂部或钛夹钳夹蒂部后再进行电切；无条件者可于息肉基底部注射 1:10 000 肾上腺素盐水后电切，在电切过程中，应充分电凝，圈套器不宜收的过快。

电切过程中如有少量出血，可给予去甲肾上腺素盐水或血凝酶、凝血酶局部喷洒，局部凝血酶喷洒应在治疗结束后进行，以免凝血块形成，造成视野不清，影响进一步治疗。必要时可高频电凝或 APC 法凝固止血（图 6-16）。如出血量较大，出现波动性渗血、滴血或喷血时，应及时给予处理，可用钛夹或止血钳凝固止血（图 6-17），若无效或出血加重时可进行外科治疗。

少数病人在术后 2~3d 有迟发性出血，量少时，可给予药物治疗和观察；如出血量较大，应再进行内镜下止血。

2.穿　孔

常见的原因有圈套方法不正确致圈套器离息肉基底部太近或将周围正常组织一起套入、过度电凝、视野不清下盲目电切、圈套器没有收紧引起圈套器远端与肠壁接触等。因此，进行电切时，应将息肉调整于视野的最佳位置，

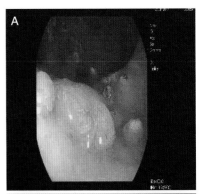
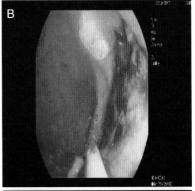
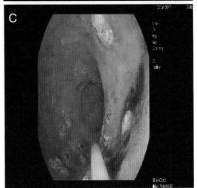

图 6-16　APC 凝固止血
A.无蒂息肉；B.电切后创面渗血；C.APC 凝固止血

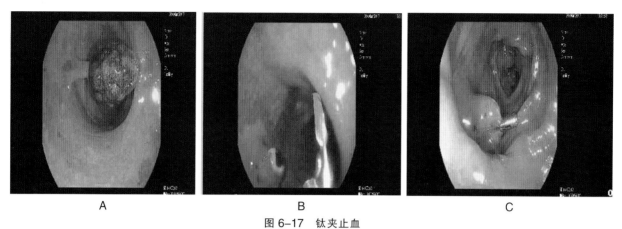

图 6-17　钛夹止血

A.有蒂息肉；B.切除后残蒂渗血；C.钛夹钳夹止血

充分暴露息肉，看清息肉的蒂部，圈套器套入部位正确，电凝要适度。在治疗过程中，患者感觉疼痛明显时，应停止操作，仔细观察，如无穿孔，可调整圈套器位置后再进行电切或停止治疗，改日再行治疗。电切后如发现创面较深时，应避免过度充气，必要时应用钛夹夹闭创面，预防穿孔。

术中如发现穿孔，应立即用钛夹进行缝合，并密切观察生命体征和腹部症状及体征，有些患者可逐渐痊愈而不需外科手术。本院曾遇一例十二指肠息肉切除，发生穿孔，后行钛夹缝合，痊愈出院（图 6-18A、B、C、D）。但需注意，肠穿孔比胃穿孔、十二指肠穿孔更易污染腹腔，术后应根据患者症状体征变化及具

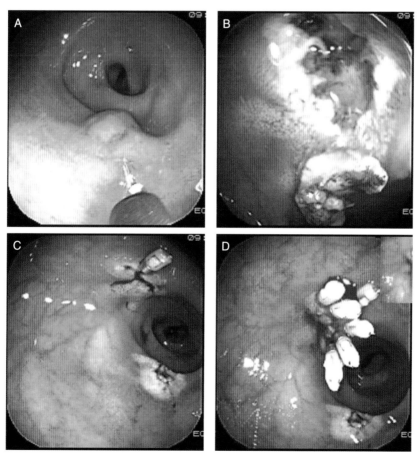

图 6-18　肠穿孔的钛夹缝合

A.十二指肠息肉；B.电切上方出现穿孔；C、D.钛夹缝合

体情况来决定保守治疗或外科手术。

（郭晓燕，龚　均）

第2节　大肠出血的止血治疗

（一）概　况

结肠出血的最常见原因有结肠癌和结肠息肉，其次有肠道炎症性病变如放射性直肠炎等，还有血管畸形及肠壁结构性病变如憩室出血等。有时某些治疗内镜操作如息肉切除、EMR、ESD后也有出血可能。

（二）适应证和禁忌证

1. 适应证

持续活动性出血或再出血可能性大者；不愿手术或无法手术者。

2. 禁忌证

患者呼吸循环不稳定。

（三）止血方法

1. 术前准备

同结肠镜检查，在紧急情况下也可试用温水灌肠，但活动性出血时也有视野不清的可能。

2. 具体止血方法有以下几点。

（1）药物局部注射法（图6-19）

1）无水乙醇注射法：无水乙醇有强脱水凝固作用，使血管、周围组织收缩，血管内皮细胞坏死产生血栓。

选择1mL注射器，大注射器难以掌握用量。出血血管周围3~4处局部各注射0.1~0.2mL。对准血管注射0.1~0.2mL，直至发白。

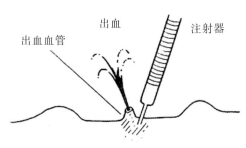

图6-19　注射止血示意图

2）高渗盐水－肾上腺素注射法（HSE法）：使血管收缩脱水。

配制方法：5%高渗盐水20mL+肾上腺素1mg（A液），10%高渗盐水20mL+肾上腺素1mg（B液）。

注射方法：出血轻者于出血周围注A液1~2mL，4~5点；出血重者于出血周围注B液1~2mL，4~5点。对高血压、心脏病患者要注意用药量。

（2）热凝固法　有高频电凝法、微波法、氩等离子体凝固法（APC）等，使组织凝固，达到止血目的（图6-20；见DVD）。

（3）金属夹法　用金属夹直接钳夹露出的血管而止血。正面观察出血灶，尽量贴近，为方便操作选用可旋转置入的钛夹输送器（图6-21；见DVD）。

（4）带膜金属支架置入法　对不愿手术或无法手术的结肠癌患者可植入结肠带膜支架以解决梗阻及出血。

（四）术后处理

禁饮食24 h，观察出血是否停止，必要时再次结肠镜止血，如仍不能止血，转外科手术。

（万晓龙，庄　坤）

第3节　内镜下黏膜切除术

内镜下黏膜切除术（endoscopic mucosal resection, MER）是指于病灶的黏膜下层内注射药物形成液体垫后切取大块黏膜组织的方法。对于肿瘤病灶使用内镜下黏膜切除术，首先用注射针向肿瘤的黏膜下层局部注射生理盐水等液体，然后用圈套器勒紧病变，使用高频电切除。在分片EMR技术中，在巨大结节或癌变的区域应该首先作一大块切除，以便用于做精准的组织病理学诊断，然后再将残余的平坦的部分小心地一块一块地切下来，这就是有计划的分片黏膜切除技术。

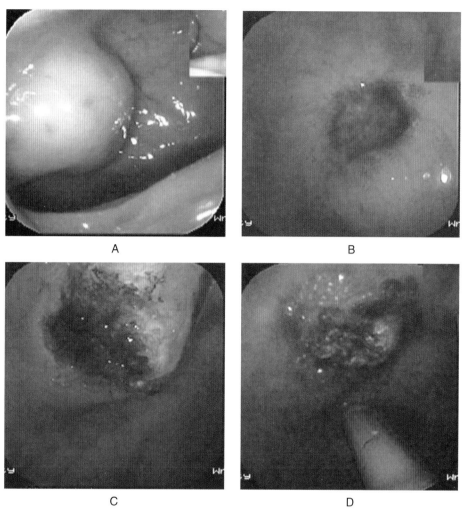

图 6-20　APC 止血过程

A.黏膜下肿瘤；B.套扎治疗后 1 月创面渗血；C、D.APC 止血

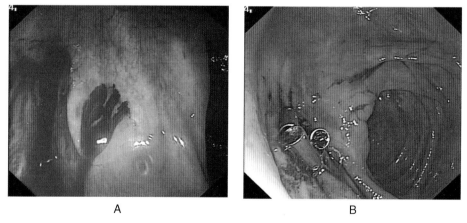

图 6-21　升结肠血管畸形钛夹止血

（一）操作方法

（1）患者准备　肠道准备同结肠镜检查。服用抗凝药如华法林、抗血小板聚集药如阿司匹林等需停药 1 周以上。常规查凝血功能、血常规及心电图等。术前注射山莨菪碱（654-2）10mg 或丁溴东莨菪碱 20mg，以抑制肠蠕动。

（2）术中用药 可用于黏膜下注射的药物有生理盐水、葡萄糖注射液、果糖氯化钠注射液、透明质酸钠溶液或1:20 000肾上腺素盐水等。局部止血用药有去甲肾上腺素、血凝酶或凝血酶等。

（3）设备器械 除内镜、高频电发生器外，需准备透明帽、注射针；圈套器、止血钳、止血夹等附件（图6-22）。

（4）常用的内镜下黏膜切除术的方法

1）息肉样切除法 息肉样切除法即内镜下黏膜切除术（EMR）。先仔细观察并确定病灶边缘，必要时可使用染色剂喷洒染色可疑部位后再观察；用内镜注射针在病灶基部周围边缘黏膜下分点注射生理盐水或1:20 000肾上腺素盐水使之与黏膜下层分离并明显抬举呈山田Ⅱ-Ⅲ型息肉样隆起；圈套器套在病灶的基底部，并确保凝固点以内组织均在圈套钢丝内而肌层未被套扎住；收紧圈套，电凝切除；切除下标本立即回收送病理检查（图6-23）。该方法简单方便，但存在着注射液体在黏膜下层扩散较快、平坦型病变不易圈套、圈套钢丝易滑脱导致切除不完全等问题。

2）剥脱活检法 剥脱活检法即注射—提拉—切除法。需应用双孔道内镜及活检钳、圈套器。标记病变范围后向病变周边黏膜下注射使病变隆起；沿内镜两个孔道分别置入抓取活检钳和圈套器；圈套器先罩住病变，活检钳穿过张开的圈套钢丝将病灶轻轻提起，收紧圈

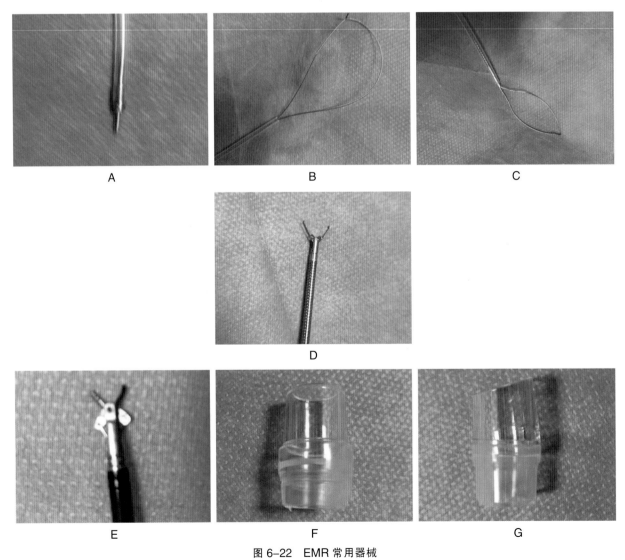

图6-22 EMR常用器械

A.注射针；B.半月形圈套器；C.椭圆形圈套器；D.止血夹；E.止血钳；F.平口透明帽；G.斜口透明帽

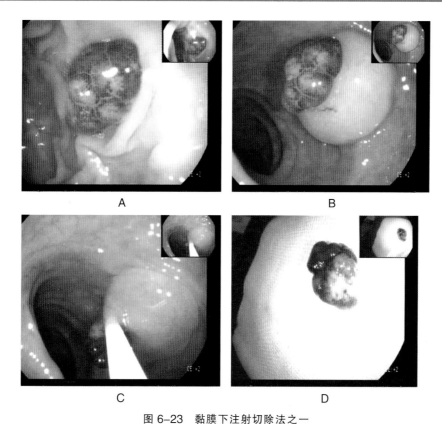

图 6-23　黏膜下注射切除法之一

A.结肠广基息肉；B.息肉基底部注射；C.圈套器电切；D.切除的标本

套，放松活检钳，电凝切除。有时可沿两个孔道分别置入两个圈套器，其中一个提起病变，另一个套取后电凝切除。也可以沿一个孔道置入高频电切刀，沿标记线切开黏膜至黏膜下层，使拟切除的黏膜与周边分离，换用抓取活检钳提起病变，从另一孔道用圈套器套取后电凝切除。最初为黏膜剥脱活检术（strip biopsy），主要用于常规活检难以确诊的病变或对肿瘤浸润深度难以估计的病例进行大块活检的方法，后来逐步运用到早期消化道肿瘤的内镜下切除（图 6-24）。也有改为单孔道普通内镜，用带刺圈套器切除的方法。

3）透明帽法　透明帽法采用普通内镜，常规进镜确定病变部位，行色素染色和边缘标记后，在其黏膜下注入肾上腺素盐水使病灶隆起；退出内镜，将 EMR 专用透明帽安置于镜头前端；将内镜插入直肠，通过活检孔置入新月牙形圈套钢丝，先将透明帽斜面对准正常黏膜吸引以封闭其出口，从而使圈套钢丝张开并预置于透明帽前端内侧壁的沟槽内，停止吸引；将透明帽斜面的口侧端对准病变口侧拟切除部进行持续吸引，确定标记点以内组织均被吸入帽中后慢慢收紧圈套器，圈套收紧后将圈套器稍上提以防肌层被套住，再收紧圈套停止负压吸引并少许注气，向前推进圈套器，可见被圈套固定的组织呈蘑菇团状，随即电凝切除。该法主要用于直肠病变的治疗（图 6-25）。

4）分片黏膜切除术　分片黏膜切除术适用于较大而平坦病变，一般 EMR 无法一次切除干净，采用分片黏膜切除术分块切除。方法同黏膜下注射法，病变黏膜下注射后，分块多次切除病变。缺点：有肿瘤残留 /再发的风险；难以评估组织学治愈性；有浸润性癌遗漏的风险（图 6-26）。

（二）适应证

（1）结肠息肉。

（2）侧向发育腺瘤性息肉。

（3）结肠早期癌，Ⅰ型、Ⅱa 或侧向发育肿瘤<3cm；Ⅱb 病变<5mm；Ⅱc+Ⅱa 或Ⅱa+Ⅱc<10mm。

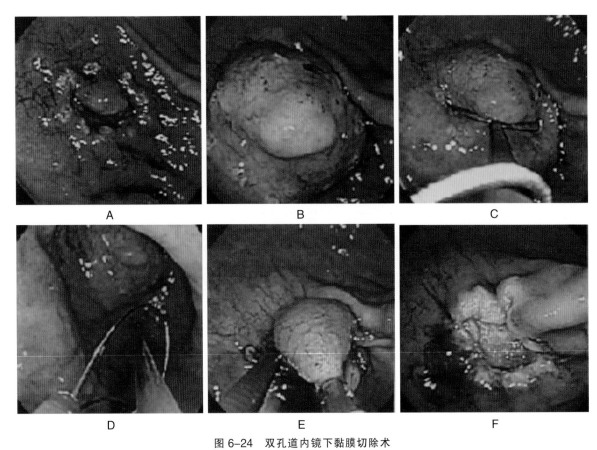

图 6-24　双孔道内镜下黏膜切除术
A.标记病灶；B.黏膜下注射；C.异物钳抓持病灶；D.圈套器圈套病灶；E.圈套器电切；F.切除后切面

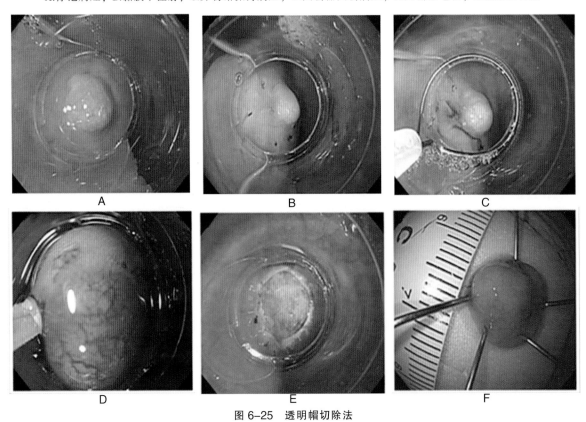

图 6-25　透明帽切除法
A.确定病灶；B.黏膜下注射；C.圈套器透明帽内成形；D.吸引切除；E.切除后创面；F.标本处理

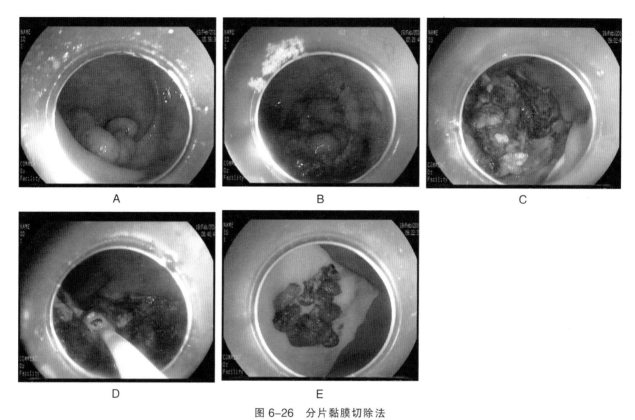

图 6-26 分片黏膜切除法

A.分叶状病变；B.剥离病变边缘黏膜下层；C.切除部分病变；D.分次切除残留病变；E.切除的病变组织

（三）禁忌证

（1）严重的心肺肝肾疾病。

（2）血液病、凝血功能障碍及服用抗凝血剂者。

（3）数目较多的多发息肉或息肉病。

（4）肿瘤已浸润至固有肌层或有淋巴结与血行转移或注射生理盐水后病变无抬起者。

（四）注意事项

局部注射后如病灶不随注射隆起（所谓隆起征阴性），说明病变已超过黏膜下层，不适合套扎法和黏膜切除术（图6-27）。

（五）术后处理

（1）禁饮食 12~24h，卧床休息，观察血压、心率、体温等生命体征及腹部体征；

（2）补液支持，抗生素 1~3d，止血药应用；

（3）恢复饮食后进流食，结肠黏膜保护剂（如谷氨酰胺制剂等）应用。

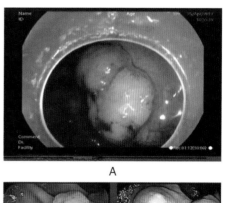

A

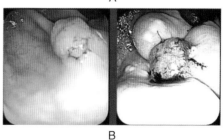

B

图 6-27 注射后隆起征

A.显示隆起征阳性；B.显示隆起征阴性

（六）并发症及处理

EMR 最常见及严重并发症有出血及穿孔。

（1）出血 出血分为即刻出血（术中出

血）和延迟出血（术后出血）。术者必须熟练精通各种镜下止血方法。预防及处理：①术前详细询问病史及服药史，充分评估出血风险及凝血功能。②出血发生时积极内镜下处理：药物处理局部喷洒去甲肾上腺素盐水、血凝酶等止血药；热凝处理：氩气、射频及热止血钳凝固止血局部注射肾上腺素高渗盐水；止血夹夹闭等。③内镜下无法控制的出血需及时外科手术止血。

（2）穿孔　分为术中穿孔及迟发性穿孔。预防及处理：①充分充气扩张肠道，反复冲洗肠壁，使视野保持清晰；②黏膜下注射充分，使病灶抬举明显；③收紧圈套器时进行感觉判断，可重复收放，使黏膜下肌层组织弹出不被圈套切除；④较大病变合理分配多次切除；⑤发生穿孔时，冷静应对，随着缝合器械及技术发展，一般穿孔均可在内镜下缝合，常用缝合技术有：金属夹吸引缝合、尼龙圈钛夹荷包缝合及近来研发的 OTSC 缝合系统等；⑥术后吸完肠腔内气体，必要时肛管排气减压。

（邹百仓，龚　均）

第4节　内镜黏膜下剥离术

内镜黏膜下剥离术（endoscopic submucosal dissection, ESD）是在内镜黏膜下切除术基础上发展而来的一项治疗技术。先用注射针向病变的黏膜下层局部注射生理盐水等液体，然后使用针型刀将病变周围黏膜切开，再进行黏膜下层剥离。这种技术不论病变大小，都可以将病变整块切除。

（一）术前准备

（1）知情同意　术者应在术前向患者及家属详细讲解 ESD 操作过程、可能的结果及存在的风险，并签署知情同意书。日本知情同意必须包含以下内容（可做参考）：①姓名及诊断；②建议内镜下治疗的原因；③预计的实际操作的细节；④预期的治疗结局；⑤预测的风险；⑥内镜治疗的可替代方案及对比信息；⑦若不接受内镜治疗的预后。如较难与患者进行沟通，则必须由其代理人签署知情同意书。

（2）患者准备　确认无消化道狭窄后，须进行饮食准备（少渣流质或半流质饮食），服用泻剂准备肠道（准备同结肠镜检查）。如全身麻醉应术前 6h 停止喝水。

（3）关于术前用药及镇静　由于肠道蠕动可能干扰治疗，如有可能，只要确认无禁忌证（青光眼，前列腺肥大和心律失常），可予静脉或肌肉注射解痉药（东莨菪碱）。术前须行凝血功能检查，包括血小板计数、凝血酶原时间或国际标准化比等，指标异常可能增加 ESD 术后出血的风险，应予纠正后实施内镜黏膜下剥离术。服用抗凝药的患者，需要心内科医师评估原发病的风险大小，并酌情停药。如认为患者存在较高的栓塞风险，即使患者要行 ESD 也不应停用阿司匹林单药治疗，栓塞风险低的患者可停药 3~5d。当内镜下确切止血后，可恢复使用已停用的抗凝药。恢复用药后应密切观察以防术后出血。

（4）麻醉与监护　内镜黏膜下剥离术手术耗时较长，患者在清醒状态下难以耐受，国内一般在全麻、气管插管的状态下进行较为安全。术前应对患者的病情及全身状况进行全面评估，以便决定所采用的麻醉方式，镇静药/镇痛药可根据内镜医师的评估及患者意愿使用。日本内镜学会建议，在结直肠 ESD/EMR 中宜避免深度镇静，因为术中常须改变患者体位。使用二氧化碳气泵可减轻腹胀，从而减少镇静剂的用量。

（5）药物准备　染色剂：靛胭脂液、黏膜下注射用药：0.9%氯化钠注射液或用葡萄糖注射液或果糖氯化钠注射液、透明质酸、肾上腺素、亚甲蓝注射液。

（6）器械准备　内镜及相关设备：有副送水功能治疗内镜，高频电治疗系统、送水泵，二氧化碳送气装置（图6-28）。

手术器械：透明帽、注射针、切开刀剥离刀（针状刀、Hook 刀、IT 刀系列、Dual 刀、），止血钳、止血夹，和谐夹（图6-29）。

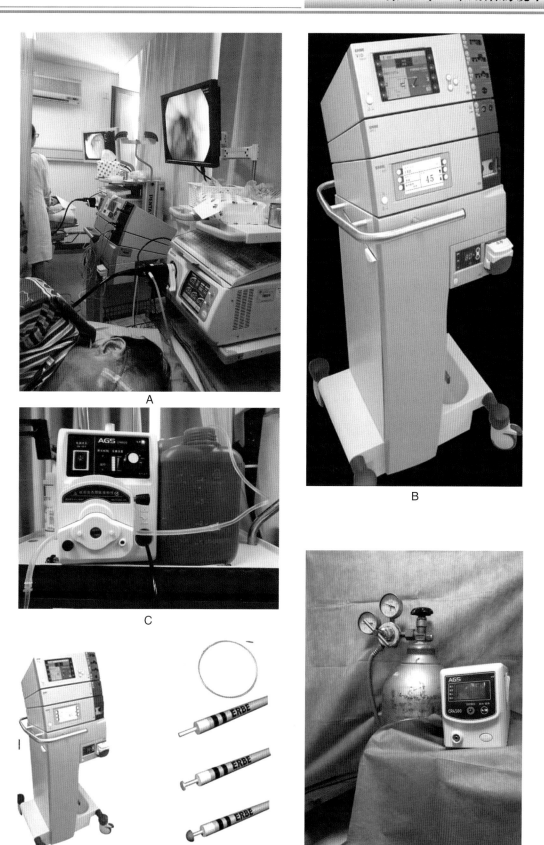

图 6-28　ESD 常用设备

A.高清有副送水治疗内镜；B.高频电治疗系统；C. 副送水泵；D.CO_2 泵及气瓶；E.海博刀系统

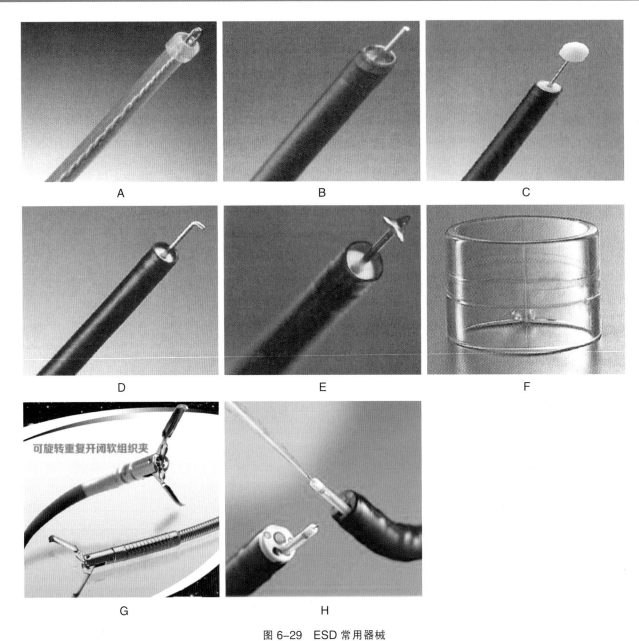

图 6-29 ESD 常用器械

A.Flex 刀；B.针状刀；C.IT 刀；D.钩形（Hook）刀；E.三角刀；F.透明帽；G.可旋转金属夹，H.注水刀

（二）方法及操作过程

（1）常规（狭义的）ESD 不使用圈套器完成的黏膜下剥离术。

常规内镜黏膜下剥离术操作过程如下：①确定病变范围和深度：首先行常规内镜检查，结合染色和放大内镜检查，确定病灶部位、大小、形态范围、性质、浸润深度。②标记：结直肠病灶大多为隆起病灶，界限清楚，可不做标记。部分边界欠清楚平坦病灶，染色确定边界后需环形标记。③黏膜下注射：注射液体包括生理盐水、甘油果糖、透明质酸钠等。于病灶边缘标记点外侧行多点黏膜下注射，将病灶抬起，与肌层分离，有利于内镜黏膜下剥离术完整地切除病灶，而不容易损伤固有肌层，减少穿孔和出血等并发症的发生。④切开：沿标记点或标记点外侧缘切开病变周围部分黏膜，再切开周围全部黏膜。首先切开部位一般为病变远侧端，如切除困难可用翻转内镜法。切开过程中一旦发生出血，冲洗创面明确出血点后电凝止血。⑤黏膜下剥离：在进行剥离前，要判断病灶的抬举情况。随着时间延长，黏膜下注射的液体会被逐渐吸收，必要时可反复进行黏膜下注射以便维持病灶的充分抬举，按病灶具体情况选择合适的治疗内镜和附件。⑥创面处理：病变剥离后，对创面上所有可见血管行预防性止血处理；对可能发生渗血部位采用止血钳、氩等离子体凝固术（APC）等处理，必要时用金属夹夹闭；对局部剥离较深、肌层有裂隙者应予金属夹夹闭。⑦标本处理：将标本浸泡于福尔马林前应展平、染色、测量大小、拍照，并用细针固定标本的4周（图6-30，图6-31；见DVD）。

（2）预切开内镜黏膜下切除术　使用内镜黏膜下剥离术治疗刀或圈套器的顶端切开病变周围黏膜后，不进行黏膜下层剥离而直接进行圈套器切除（见DVD）。

（3）混合型内镜黏膜下剥离术　使用内镜黏膜下剥离术治疗刀或圈套器的顶端切开病变周围黏膜后，进行黏膜下剥离，最后使用圈套器切除（图6-32；见DVD）。

（三）适应证

（1）中国内镜黏膜下剥离术专家共识规定的下消化道适应证　①无法通过EMR实现整块切除的、大于20 mm的腺瘤和结直肠早癌；②抬举征阴性的腺瘤和早期结直肠癌；③大于10 mm的内镜黏膜下切除术残留或复发病变，再次内镜黏膜下切除术切除困难的病变；④反复活检仍不能证实为癌的低位直肠病变。

（2）日本内镜学会建议的适应证　①内镜黏膜下切除术难以圈套整块切除的病变（LST-NG），尤其是非颗粒性侧向发育型腺瘤假凹陷

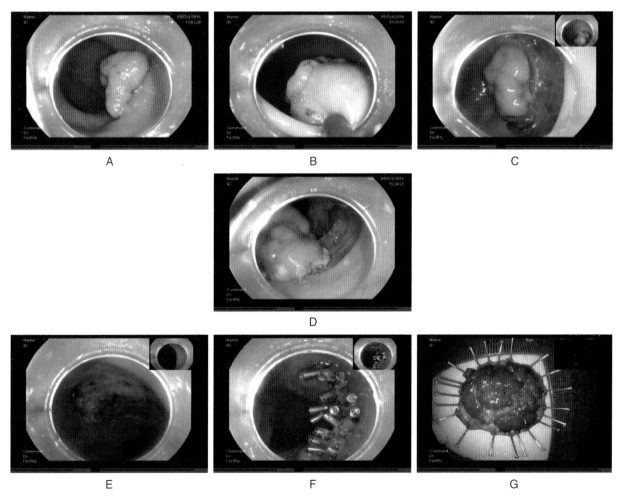

图 6-30　ESD 操作过程

A.显示病灶；B.黏膜下注射；C.切开病灶周围黏膜组织；D.分离病灶黏膜下组织；E.病灶全部分离切除；F.金属夹夹闭创面；G.细针固定标本

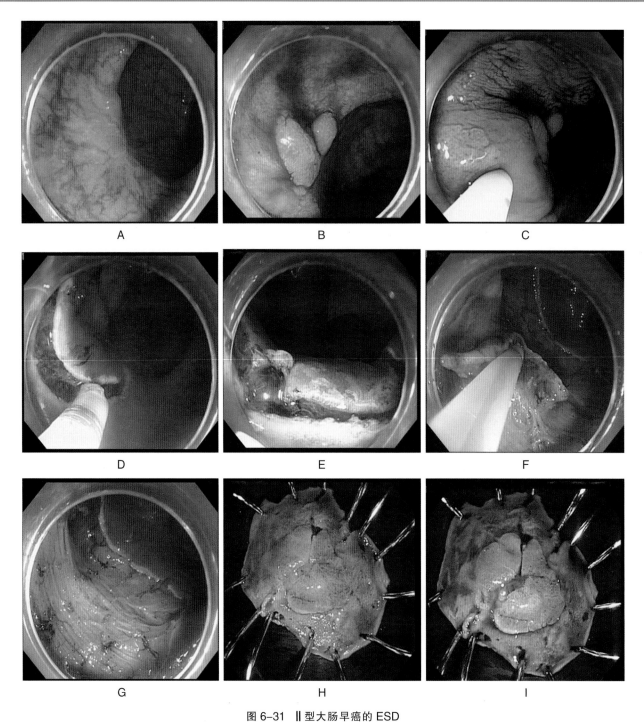

图 6-31 Ⅱ型大肠早癌的 ESD
A.肠镜所见；B.腚胭脂染色；C.注射盐水；D、E.全周切开分离；F、G.黏膜下分离；
H、I.观察标本完整性（图片由神户大学森田医生、藤原医生提供）

型（LST-NG-PD）；pit pattern 为 Ⅳ 型的病变；黏膜下浅层浸润癌（T1）；巨大凹陷型肿瘤；可疑为癌的巨大隆起型病变；②黏膜下纤维化的黏膜层肿瘤；③慢性炎症（如溃疡性结肠炎）背景下的散发局限性肿瘤；④内镜下切除术后局部残留或复发的早期癌。

（四）内镜黏膜下剥离术禁忌证

国内目前较为公认的内镜切除禁忌证：①明确淋巴结转移的早期癌；②癌症侵犯固有肌层；③患者存在凝血功能障碍。此外，内镜黏膜下剥离术的相对禁忌证还包括抬举征阴性，即指在病灶基底部的黏膜下层注射 0.9%

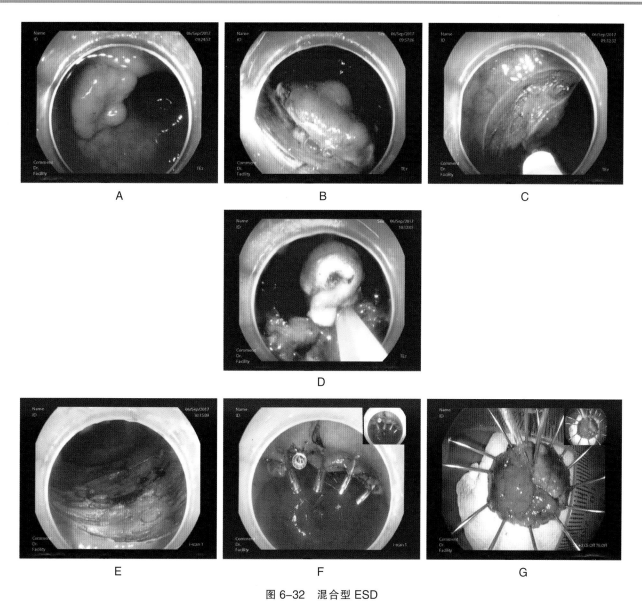

图 6-32　混合型 ESD
A. 侧向发育型病变；B. 环形切开；C.部分剥离；D.圈套切除；E.切除后创面；F.创面夹闭；G.标本处理

NaCl 溶液后局部不能形成隆起者，提示病灶基底部的黏膜下层与肌层之间已有粘连；若术前判断病变浸润至黏膜下深层（SM1 以下），原则上应行外科手术治疗；一般情况差、无法耐受内镜手术者。

（五）术中并发症处理

（1）术中出血　急性少量出血是指术中创面渗血或喷射性出血持续 1 min 以上，内镜能成功止血；急性大量出血是指术中活动性渗血或喷射性出血且内镜下止血困难，需中断手术和（或）需输血治疗。出血处理：对裸露血管进行预防性止血，预防出血比止血更重要；对较小的黏膜下层血管，可用各种切开刀或 APC 进行直接电凝；对较粗血管，用止血钳钳夹后电凝。若上述止血方法不成功，可采用金属夹夹闭出血点，但常影响后续黏膜下剥离操作，急性大出血内镜下止血困难，需及时外科手术治疗。

（2）术中穿孔　术中内镜下发现穿孔、皮下气肿、气腹，术后腹部平片或 CT 提示纵隔下有游离气体存在、术中造影见造影剂外溢或临床上可见腹膜刺激征，应考虑为穿孔。当穿孔较大时，大量气体进入腹腔，形成气腹，可引起生命体征如血压、脉搏、呼吸等发生变化，出现腹腔间隙综合征。一旦腹腔内大量积气，可应用空针经皮穿刺抽气，以缓解腹腔内压力（见DVD）。内镜黏膜下剥离术操作中，采用CO_2代替空气注气可能减少穿孔导致的气腹症发生率，可用金属夹缝合裂口后继续剥离病变，也可先行剥离再缝合裂口。内镜黏膜下剥离术操作时间长，消化道内积聚大量气体，压力较高，有时较小肌层裂伤也会造成穿孔，须时刻注意抽吸肠道腔内气体。

（3）其他 内镜黏膜下剥离术治疗后可出现短暂菌血症，但一般无感染相关症状和体征，无须特殊处理。内镜黏膜下剥离术用于老年人普遍认为是安全有效的。

（六）术后处理

（1）操作报告 操作完毕后，术者应及时书写操作报告，详细描述治疗过程中的发现，全面叙述所采取的治疗方法、步骤及其初步结果；如有必要，还应介绍操作中的异常情况、可能发生的并发症及其处理建议。操作者应及时提供完整的书面报告，医疗文书应存档管理。

（2）防治并发症 操作后第一个24h是最易发生并发症的时段，应密切观察症状及体征变化。手术当日应卧床休息、禁食、静脉补液，以后根据病情逐步恢复饮食；怀疑创面出血时，建议尽早内镜介入，寻找出血部位并予止血处理。术中并发穿孔时，术后胃肠减压，予以禁食、抗炎等治疗，严密观察腹部体征；对保守治疗无效者（体温升高、腹痛程度加剧等）应立即予以外科手术治疗（建议有条件者接受腹腔镜探查修补穿孔）。

（3）术后抗生素与止血药的应用 内镜黏膜下剥离术术后应用抗生素旨在预防手术创面可能引发的全身性感染。对内镜黏膜下剥离术范围大、操作时间长、可能引起消化道穿孔者，应进行术前评估，特别是结直肠病变，可考虑预防性使用抗生素。药物的选择可参照卫

生部抗生素使用原则：结直肠ESD选用第二代头孢菌素或头孢曲松或头孢噻肟，可加用甲硝唑。术后用药总时间不应超过72h，对穿孔、大量出血、高龄及免疫缺陷患者，可酌情延长治疗时间。内镜黏膜下剥离术术后可酌情使用止血药物。

（邹百仓）

第5节 大肠狭窄的扩张治疗及支架置入术

（一）概 况

大肠狭窄可分为恶性狭窄及良性狭窄，恶性狭窄多系结肠癌所致，良性狭窄多系炎性病变及术后吻合口狭窄等引起。结肠狭窄患者常有排便困难及伴不全梗阻，结肠镜常不能通过（结肠镜外径13~13.6mm）。结肠良性狭窄多采用扩张治疗，恶性狭窄多在扩张后需植入金属支架。

（二）适应证和禁忌证

1.适应证

恶性肿瘤浸润压迫引起结肠、直肠狭窄或阻塞而致排便不畅、排便障碍，不能手术或不愿手术者；外科术前过渡期的应急治疗；炎性狭窄及吻合口狭窄。

2.禁忌证

重度内痔或肛周静脉曲张出血期；急性炎症、溃疡性结肠炎出血期；出血倾向或凝血功能障碍；心肺功能衰竭；疑有小肠广泛粘连梗阻。

（三）操作方法

1.术前准备

（1）普通X线检查通过腹部透视或腹部立位平片了解梗阻程度和梗阻部位。

（2）稀钡灌肠造影检查以小剂量稀钡行气钡双重造影观察梗阻部位、程度和有无结直肠瘘。

（3）CT、B超等检查了解病变部位和周围情况，有无腹水及腹水量。

（4）结肠镜检查获取病理证据，进一步了解病变范围及狭窄程度。

（5）肠道准备术前 3~7d 禁食，必要时胃肠减压，清洁灌肠每天 1~2 次。

2. 球囊扩张治疗的具体操作方法

结肠镜下扩张球囊常用的有 2 种：一种为导丝一体式球囊，可经结肠镜活检孔直接插入（TTS 球囊）；另一种为先经结肠镜活检孔插入导丝，导丝通过狭窄段后，退出结肠镜，沿导丝再插入球囊（OTW 球囊），进行扩张治疗，临床上较常用的是 7F 经结肠镜活检孔直接插入的球囊（图 6-33）。两种球囊扩张治疗方法如图 6-34 所示。图 6-35 和图 6-36 为笔者临床应用实例（见 DVD）。

支架置入术的方法如下述，常用支架输送器有 2 种，一种是可通过结肠镜活检孔道输送器，外径多为 7~8F，且多为推送式，优点为操作简便，但支撑力差，且价格昂贵；另一种是不能通过结肠镜活检孔道支架输送器，大约

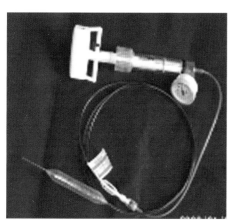

图 6-33　TTS 球囊

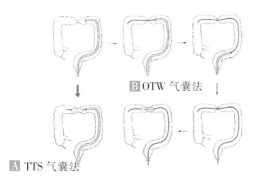

Ⓑ OTW 气囊法

Ⓐ TTS 气囊法

图 6-34　球囊扩张术示意图

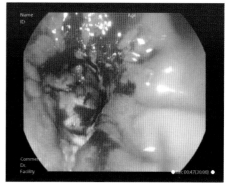

A

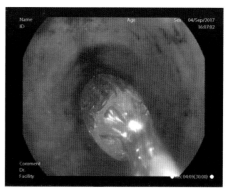

B

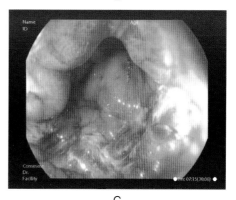

C

图 6-35　肠道吻合口狭窄的扩张治疗
A.扩张前；B.扩张中；C.扩张后

14F，操作难度较大，但支撑力好，价格相对便宜，可用推送式支架输送器，亦可用捆绑式支架输送器。

根据使用球囊及支架输送器不同，操作方法分以下两种。

（1）经肛门进镜至狭窄段远端，经结肠镜活检孔插入球囊导丝一体式球囊扩张器，必要时 X 线及内镜双重监视，扩张持续 1~3min，反复扩张，直至结肠镜可通过，扩张后通过结

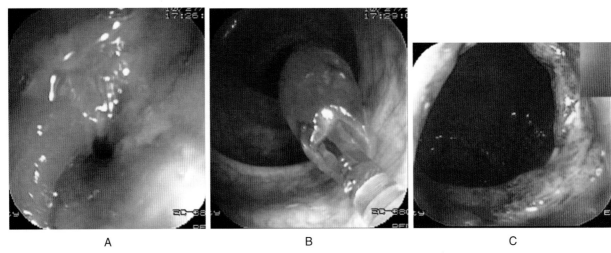

图 6-36 克罗恩病所致横结肠狭窄的扩张治疗
A.扩张前；B.扩张中；C.扩张后

肠镜了解狭窄段长度。经结肠镜活检孔送入支架输送器，后退内镜至狭窄段远端，将支架输送器前端装金属支架部分完全送出内镜活检孔，定位准确后，释放支架（图6-37）。

（2）经肛门进镜至狭窄段远端，X线透视下经结肠镜活检孔插入ERCP造影导管，在斑马导丝配合下越过狭窄段，退出导丝，经导管推注泛影葡胺或其他非离子造影剂造影，以确定狭窄段长度及部位，再次进入导丝，退出导管，沿导丝进入球囊扩张，扩张持续1~3min，反复扩张2~3次。留置导丝，沿导丝送入支架输送器，定位准确后，释放支架

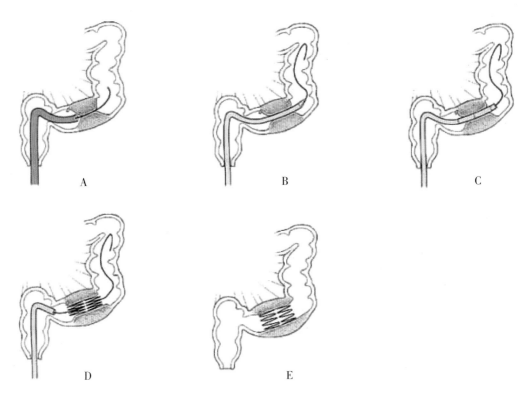

图 6-37 经导丝支架置入术示意图

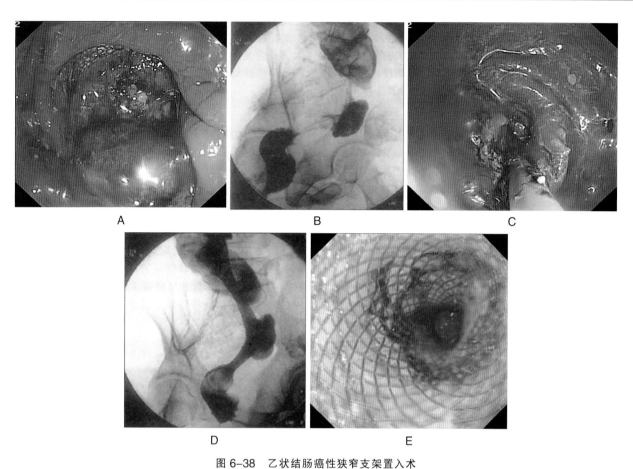

图 6-38　乙状结肠癌性狭窄支架置入术
A.乙状结肠癌引起肠腔狭窄；B.狭窄处插入导管造影；C.通过导丝插入球囊扩张；
D.置入支架显示肠管通畅；E.肠镜显示的支架近肛侧口

（图 6-38；见 DVD）。

支架释放后内镜及 X 线透视观察是否通畅，位置是否合适，支架是否展开，必要时可进入球囊在支架内扩张。

近年来经肛门型肠梗阻导管逐渐用于治疗脾曲远端结直肠癌合并的肠梗阻，肠梗阻减压导管具有质地较软、穿孔机会小等优点，能够精准记录患者肠道引流量。该导管套件由导丝、钳道用扩张管、狭窄部用扩张管、减压导管等组成。

经肛门型肠梗阻减压导管置入方法：清洁灌肠，电子结肠镜找到结直肠狭窄部位，将导丝从内镜钳道插入并越过狭窄部位，通过导丝插入造影导管并注入造影剂，在 X 线监视下对梗阻部位、长度进行观察，观察肠道狭窄范围、程度以及梗阻近端肠管后拔除造影导管。将钳道用扩张管沿导丝通过钳道插入，将钳道用扩张管和导丝留在肠管内，退出结肠镜。沿着钳道用扩张管插入狭窄部用扩张管到狭窄部，扩张后退出扩张管保留导丝，沿导丝插入肠梗阻减压导管，确定位置后退出导丝，向减压导管的前端的气囊内注入灭菌蒸馏水（30mL），以固定减压导管，确认后用"Y"形连接头连接减压导管，在"Y"形连接头进口端注射温盐水 100～360mL，引流端则连接负压引流器，并对膨胀的肠管进行减压；置管成功后粪性肠内容物被引出，患者回病房后开始冲洗肠梗阻导管（图 6-39；见 DVD）。

（四）术后处理

术后应禁饮食，注意观察腹部情况，如无

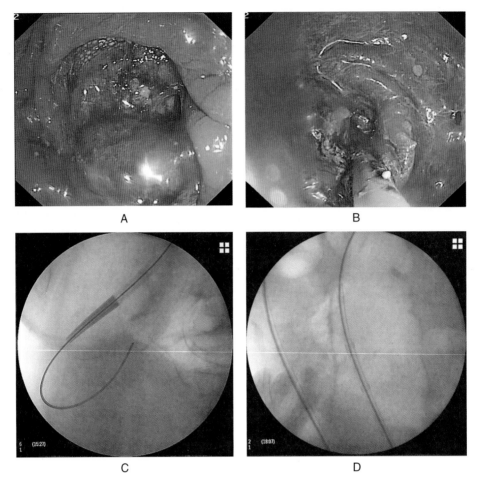

图6-39 乙状结肠癌肠梗阻导管置入术

A.乙状结肠癌引起肠腔狭窄；B.置入导丝；C.置入扩张导管；D.置入肠梗阻减压导管

穿孔等并发症，且肠道通畅，患者可少量进全流食。

(万晓龙，庄　坤)

第6节　结肠镜下逆行阑尾炎治疗术

(一) 概　况

急性阑尾炎的主要病因是阑尾管腔阻塞，而粪石形成和阑尾腔狭窄是导致阻塞的最常见因素，这与急性化脓性胆管炎因胆管结石造成胆管梗阻而致病相类似。内镜下逆行胰胆管造影术 (ERCP) 的临床应用，使急性化脓性胆管炎的治疗方法从外科手术为主转变为以内镜下治疗为主，治疗效果较外科手术有了极大的提高，患者死亡率也大大下降。2012年我国学者受到ERCP治疗急性化脓性胆管炎的启发，提出了一种全新的阑尾炎内镜微创治疗方法——内镜下逆行阑尾炎治疗术 (endoscopic retrograde appendicitis therapy，ERAT)。

(二) 适应证和禁忌证

1.适应证

(1) 急性非复杂性阑尾炎　对于几乎所有急性非复杂性阑尾炎，特别是伴有粪石、管腔狭窄的患者，均是ERAT的最佳适应证。

(2) 临床拟诊为急性阑尾炎或急性阑尾炎不能排除者　根据患者临床表现、血液化验、影像学检查结果，临床拟诊为急性阑尾炎或急性阑尾炎不能排除者，在排除ERAT禁忌证之后，均可行ERAT，术中通过直观的内镜下影像及内镜下逆行阑尾造影（endoscopic retrograde appendicography，ERA）两方面检查进行诊断及鉴别诊断，并进一步治疗。

（3）急性复杂性阑尾炎　对于伴有穿孔、腹腔脓肿的急性复杂性阑尾炎，仅建议在ERAT经验丰富的内镜中心开展治疗。

（4）慢性阑尾炎急性发作　由于内镜治疗后较易复发，仅在患者充分知情同意的前提下酌情开展。慢性阑尾炎的发病机制与急性不尽相同，疼痛机制也更为复杂，特别是不伴有阑尾粪石梗阻、管腔狭窄者，不建议行ERAT治疗。

2.禁忌证

（1）有下消化道内镜检查禁忌证者　如下消化道梗阻、严重的心肺功能不全者、急性心肌梗死以及精神失常对检查不能合作者。

（2）凝血机制严重障碍者。

（3）造影剂过敏。

（4）孕妇。

（三）操作方法

1.术前准备

（1）器械准备　ERCP手术室及器械（导丝、造影管、切开刀、取石球囊、网篮、胆道塑料支架等）。电子结肠镜及相关内镜器械（透明帽、内镜用注水泵等）：由于以清洁灌肠作为肠道准备，回盲部肠腔内清洁度欠佳，故建议使用注水泵对回盲部进行冲洗，便于手术操作。

（2）患者准备　签订知情同意书。术前以1500mL生理盐水分3次清洁灌肠做肠道准备。术前半小时给予抗生素静脉注射。

2.ERAT的具体操作方法

患者取侧卧位或仰卧位躺于ERCP检查台上，给予常规静脉麻醉或无须麻醉。按照"插管-造影-取石-支架"四步进行操作，具体方法如下（图6-40；见DVD）：

（1）内镜下阑尾腔插管　结肠镜检查均循腔进镜至回肠末端，仔细观察回肠末端及回盲

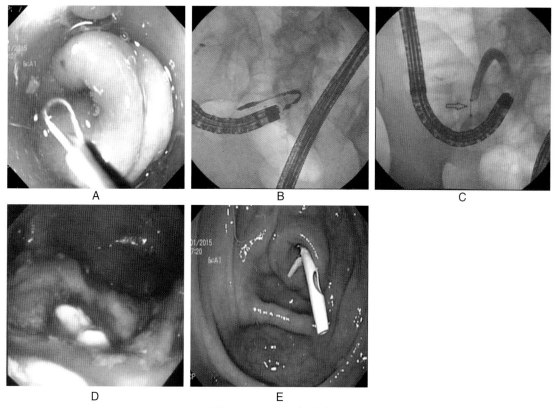

图6-40　ERAT操作方法

A.内镜下阑尾腔插管（使用圈导丝）；B.内镜下逆行阑尾腔造影（ERA）；C.取阑尾粪石（箭头示取石球囊）；
D. 取出的粪石；E.放置阑尾支架

部黏膜，特别是阑尾内口及周围黏膜，并注意排除回肠末端及回盲部其他病变。采用内镜透明帽技术推开格拉赫氏（Gerlach）瓣、暴露阑尾开口，在内镜直视阑尾开口条件下，导丝（LoopTip 带圈导丝或普通直头导丝）配合 ERCP 造影导管或切开刀对阑尾腔插管。

（2）内镜下逆行阑尾腔造影　阑尾腔插管成功后，首先抽吸出脓液，迅速降低阑尾腔内压力，接着在 X 线监视下向阑尾腔内注入造影剂，观察阑尾腔内径、内壁、走形等阑尾的形态特征，显影阑尾腔内粪石梗阻位置或管腔狭窄处。

（3）内镜下阑尾腔冲洗和取石　以生理盐水冲洗出阑尾腔内的脓液，粪石则以 ERCP 取石球囊或网篮取出。

（4）内镜下阑尾支架置入　对于阑尾腔内脓液较多或造影可见阑尾腔狭窄的患者，在 X 线及内镜监视下，沿导丝置入塑料支架，支架引流脓液并对管腔狭窄处起到支撑作用，持续

减轻阑尾腔内压力。支架引流一周左右后（患者往往已治愈出院），于门诊结肠镜下拔除阑尾支架。

（四）术后处理

1. ERAT 术后，患者腹痛明显缓解，除个别患者术后需卧床观察外，绝大多数患者均由手术室步行回病房，术后不要求卧床。

2. 术后禁食 24h。

3. 术后注意监测体温、腹部体征及血常规变化。

4. 给予抗感染、补液等治疗。

5. 术中放置阑尾支架者，引流 1 周左右后，于结肠镜下拔除阑尾支架。

6. 术中经结肠镜下观察及 ERA 检查，无急性阑尾炎的内镜及 X 线表现，排除急性阑尾炎诊断者，应积极进行相关检查，尽快明确诊断。

（厉英超）

第 7 章　软式结肠镜的清洗消毒

2017 年，是最新软式内镜清洗消毒技术规范 WS507-2016 颁布后正式实施的第一年，根据新规范的要求，修订了我院"软式内镜清洗消毒操作流程"，我们常用的方形清洗消毒槽包括清洗槽、漂洗槽、消毒槽、终末漂洗槽如图 7-1 所示。软式内镜清洗消毒流程如图 7-2 所示。清洗消毒流程按如下步骤进行：预处理、人工操作、消毒机操作和内镜、附件储存，现分述如下。

（一）清洗消毒原则

1.软式内镜及其附件、诊疗用品应遵循 Spaulding 医疗用品分类法进行分类消毒处理，原则如下。

（1）对皮肤黏膜造成损伤或进入无菌组织器官的软式内镜（如内镜黏膜下剥离术、POME 食道手术、胆道镜手术所用内镜）及活检钳、

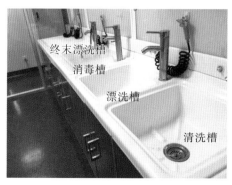

图 7-1　方形清洗消毒槽
A.清洗槽；B.漂洗槽；C.消毒槽；D.终末漂洗槽

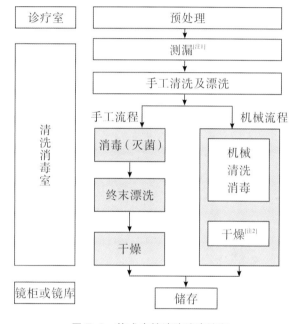

图 7-2　软式内镜清洗消毒流程
注 1：机器具备测漏功能的不作手工测漏。手工清洗消毒，或使用无测漏功能清洗消毒机的，应每天于工作结束时对当天使用的软式内镜测漏一次；条件允许时，宜每次清洗前测漏。注 2：清洗消毒机无干燥功能的应进行手工干燥

圈套器、注射针、细胞刷、切开刀、导丝、碎石器、网篮、取石球囊、扩张球囊、扩张探条、造影导管、异物钳等附件，应进行灭菌。灭菌可用压力蒸汽灭菌或环氧乙烷气体灭菌。

（2）与黏膜及不完整皮肤接触的软式内镜及注水瓶及连接管、非一次性使用的口圈、运送容器等附属物品、器具，应进行高水平消毒。

（3）与完整皮肤接触的用品（如听诊器）、

床架、内镜运送车等物品应低水平消毒（如：泡腾消毒片等）或清洁。

2.不应改变清洗消毒流程或者省略清洗消毒步骤，不应缩短清洗消毒时间。

3.消毒灭菌前应进行清洗。

4.应使用流动水对内镜进行漂洗。

5.在清洗、漂洗、消毒等处理后，均应使用压力气枪将残留液体去除。

6.软式内镜应采用正确方法进行干燥和储存。

7.内镜及附件的清洗、消毒或者灭菌时间应计时控制。

（二）手工清洗消毒操作流程

1.床旁预处理

（1）内镜从患者体内取出后，在与光源和视频处理器拆离之前，应立即用含有洗液的湿纱布擦去外表面污物，擦拭湿纱布应一次性使用（图7-3A）。

（2）反复送气与送水至少10s。

（3）将内镜的先端置入装有清洗液的小塑料桶中，抽吸清洗液直至其流入吸引管。

（4）盖好内镜防水盖（图7-3B）。

（5）放入运送盘，送至清洗消毒室（图7-3C）。

2.测 漏

（1）取下各类按钮和阀门，连接好测漏器（图7-4A）。

（2）将压力表指针调整归"0"，打气加压至15.7~19.6Kpa，压力表指针指向绿色区域，并保持压力，仔细观察（图7-4B）。

（3）旋转弯曲角度旋钮，使内镜弯曲部向各个方向充分弯曲（图7-4C）。

（4）如压力表指针迅速下降，表明内镜密封不良；如压力表指针不下降或下降不明显，将内镜全浸没于水中，使用注射器向各个管道注水，以排出管道内气体；进入水中，然后向各个方向弯曲内镜先端，观察有无气泡冒出；再观察插入部、操作连接部等部分是否有气泡冒出。

（5）如发现渗漏，应及时保修送检。

（6）测漏情况应有记录。

3.清 洗

（1）在清洗槽内配制清洗液，将内镜、按钮和阀门完全浸没于清洗液中。

（2）用擦拭布反复擦洗镜身，应重点擦洗

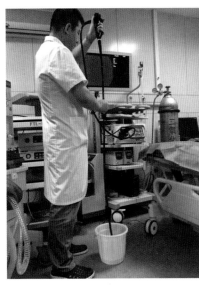
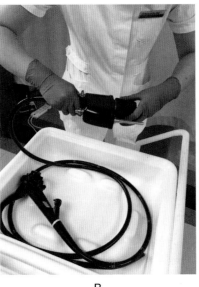
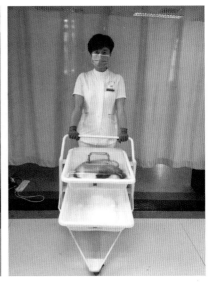

A   B   C

图7-3 床旁预处理

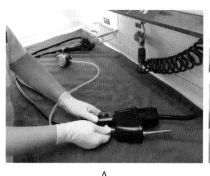
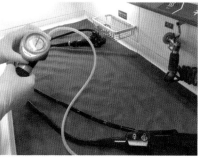
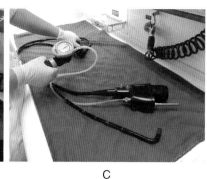

A　　　　　　　　　B　　　　　　　　　C

图 7-4　测漏

插入部和操作部，擦拭布应一用一更换（图 7-5）。

（3）刷洗软式内镜的所有管道，刷洗时应两头见刷头，并清洗刷头上的污物；反复刷洗

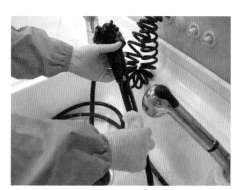

图 7-5　擦拭布擦洗镜身

至没有可见污染物（图 7-6A、B）。

（4）安装全管道灌流器、管道插塞、防水帽和吸引器，用清洗液反复清洗内镜的每个腔道（图 7-7）。

（5）刷洗按钮和阀门，适合超声清洗的按钮和阀门应遵循生产厂家的使用说明进行超声清洗（图 7-8A、B）。

（6）每清洗一条内镜后清洗液应更换。

（7）将清洗刷清洗干净，高水平消毒后备用（图 7-9）。

4.漂　洗

（1）将清洗后的内镜连同全管道灌流器、按钮、阀门移入漂洗槽内（图 7-10）。

（2）使用压力水枪充分冲洗内镜各管道至无清洗液残留（图 7-11A、B）。

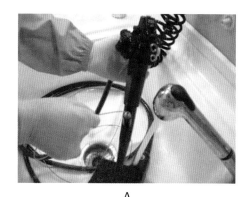

A

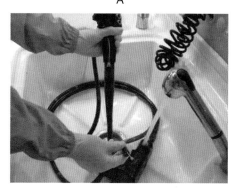

B

图 7-6　清洗刷头污物

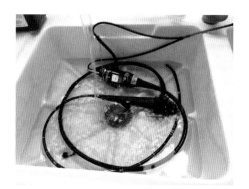

图 7-7　连接灌流器

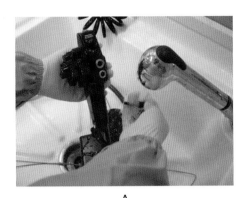

A

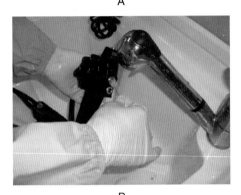

B

图 7-8 刷洗按钮和阀门

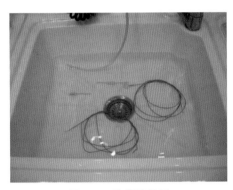

图 7-9 消毒清洗刷

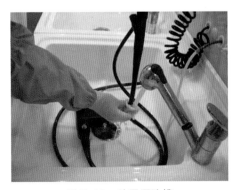

图 7-10 放置漂洗槽

（3）用流动水冲洗内镜的外表面、按钮和阀门。

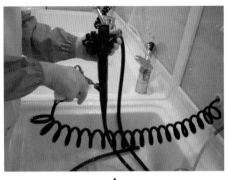

A

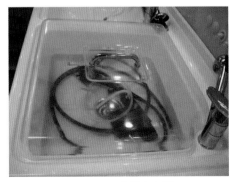

B

图 7-11 压力水枪充分冲洗

（4）使用压力气枪向各管道充气至少 30s，去除管道内水分。

（5）用擦拭布擦干内镜外表面、按钮和阀门，擦拭布应一用一更换。

5.消　毒

（1）将内镜连同全管道灌流器、按钮、阀门移入消毒槽内，并全部浸没于消毒液中（图7-12）。

（2）使用动力泵将各管道内充满消毒液，消毒方式和时间应遵循产品说明书。

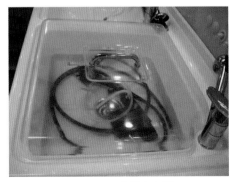

图 7-12 放置消毒槽

6.终末漂洗

（1）更换手套，将内镜连同全管道灌流器、按钮、阀门移入终末漂洗槽（图7-13）。

（2）使用压力水枪，用纯化水冲洗内镜各

巾上，无菌巾应4h更换1次（图7-15）。

（2）所有管道灌注75%乙醇，用压力气枪向管道充气至少30s，至其完全干燥（图7-16）。

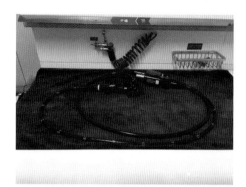

图 7-15　放置于无菌巾上

（3）用无菌巾、压力气枪干燥内镜外表面、按钮和阀门（图7-17）。

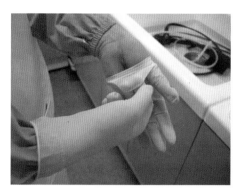

图 7-13　更换手套

管道2min，直至无消毒液残留。

（3）用纯化水冲洗内镜外表面、按钮和阀门（图7-14A、B）。

（4）取下全管道灌流器。

7.干　燥

（1）将内镜、按钮和阀门置于干燥台无菌

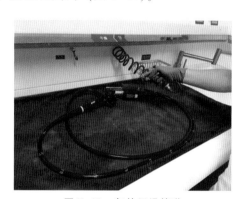

图 7-16　气枪干燥管道

（4）安装按钮和阀门。

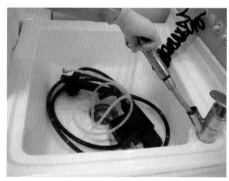

A

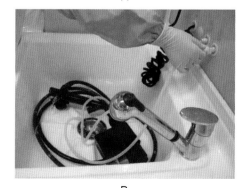

B

图 7-14　纯化水冲洗

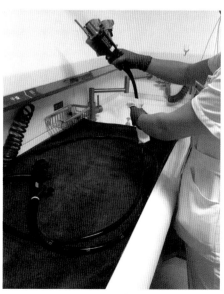

图 7-17　干燥内镜外表面

8.储　存

（1）每日诊疗结束将干燥后的内镜储存于镜柜内；各类按钮和阀门单独储存（图7-18）。

（2）每日诊疗前，应对当日拟使用的内镜

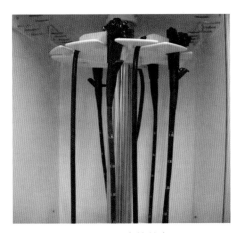

图7-18　内镜储存

再次消毒、终末漂洗、干燥后用于诊疗。

（3）镜柜应每周清洗消毒1次。

（三）内镜清洗消毒机操作流程

1.使用内镜清洗消毒机前应先遵循规范对内镜进行预处理、测漏、清洗和漂洗。

2.内镜清洗机的使用应遵循产品使用说明。

（四）复用附件的清洗消毒与灭菌

1.附件使用后应及时清洗，用清洗液仔细刷洗（表7-1），直至无可见污染物（图7-19A、B）。

2.根据软式内镜及复用附件清洗消毒的基本原则选择消毒灭菌方法：

（1）耐湿耐热附件的消毒　采用消毒剂进行消毒，消毒剂的使用方法应遵循产品说明书。

（2）耐湿耐热附件的灭菌　首选压力蒸汽灭菌；不耐热的附件应采用低温灭菌或化学灭菌剂浸泡灭菌（图7-20）。

（五）设施、设备及环境的清洁消毒

1.每日清洗消毒工作结束后，应对清洗槽、

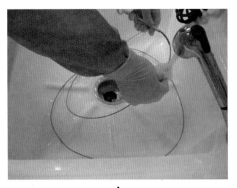

A

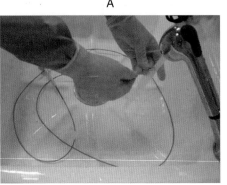

B

图7-19　附件清洗

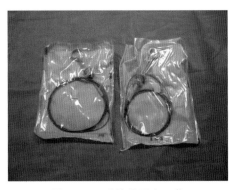

图7-20　附件的压力灭菌

漂洗槽等彻底刷洗，并使用含氯消毒剂进行消毒（图7-21）。

2.每次更换消毒剂时，应彻底刷洗消毒槽。

3.每日定时对内镜诊疗室的环境进行空气消毒。

（六）检测与记录

1.使用中的消毒剂检测

（1）浓度检测　应遵循产品使用说明书进行浓度检查。

（2）染菌量检测　每季度应检测1次。

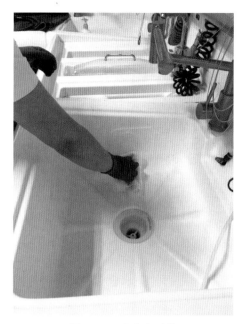

图 7-21　消毒方形槽

2.内镜消毒质量的检测

消毒内镜应每季度进行生物学检测。检测采用轮换抽检的方式，每次按 25% 的比例抽检。

3.内镜清洗消毒机的检测

（1）内镜清洗消毒机新安装或维修后，应对清洗消毒后的内镜进行生物学检测，检测合格后方可使用。

（2）内镜清洗消毒机的其他检测，应遵循国家的有关规定。

4.手卫生和环境消毒质量检测

（1）每季度应对医务人员手消毒效果进行检测。

（2）每季度应对诊疗室、清洗消毒室的环境消毒效果进行检测。

5.质量控制过程的记录与科追溯要求

（1）应记录每条内镜的使用及清洗消毒情况(表 7-2)。

（2）应记录使用中消毒剂浓度及染菌量的检测结果。

（3）应记录内镜的生物学检测结果。

（4）应记录手卫生和环境消毒质量检测结果。

（5）记录应具有可追溯性，消毒剂浓度检测记录的保存应≥6 个月，其他检测资料的保存期应≥3 年。

表 7-1　内镜室常用清洗消毒液

名称	浓度	有效成分	性能	使用范围	使用方法	注意事项
1.爱尔碘皮肤消毒液	0.1%	以有效碘为主要成分的复合物	杀灭肠道致病菌、化脓性球菌、致病性酵母菌等细菌繁殖体	人体皮肤、黏膜的消毒	肌肉、静脉注射部位 1~3min	有效期开启后 3d
2.乙醇消毒液	75%	乙醇	同上	皮肤表面	1~3min	有效期开启后 30d
3.健之素牌手消毒剂		以异丙醇为主要成分的复合醇	同上	手消毒	每次挤出 1~2mL，均匀涂抹，3min 后待其自然挥发至干	有效期开启后 30d
4.泡腾消毒片	500mg/L	三氯异氰尿酸	杀灭细菌芽孢	一般污染物品环境物体表面	浸泡 30min 后用清水冲洗干净擦拭 10min	现配现用

续表

名称	浓度	有效成分	性能	使用范围	使用方法	注意事项
5.邻苯二甲醛	原液	主要有效成分OPA（正-邻苯二甲醛），OPA含量0.55%~0.60%	可杀灭肠道致病菌、化脓性球菌、分枝杆菌、治病酵母菌和细菌芽孢，并能灭活病毒。	用于胃、肠道内镜的消毒。	灭菌：浸泡法至少14h 消毒：浸泡至少5min	有效期14d
6.多酶清洗剂	3~7ml/L	酶	清洗效能极高、安全和温和			最高水温不超过45°
7.医用器械消毒液	4000mg/L（灭菌40min）2000mg/L（消毒10min）	次氯酸钠	可杀灭肠道致病菌、致病性酵母菌和细菌芽孢，并能灭活病毒	各种医疗器械，内镜、透析机等的消毒灭菌	灭菌：本液1份加蒸馏水4份，浸泡40min 消毒：本液1份加蒸馏水10份，浸泡10min	不宜长期浸泡

表7-2 消化内科各类登记表（仅供参考）

消化内镜室各类消毒剂浓度监测登记

日期	邻苯二甲醛	万金器械消毒液	含氯消毒剂	备注	签名

消化内镜室空气消毒机消毒登记

日期	运行状态	保养维修	签名

储镜柜消毒登记

日期	消毒时间	备注	签名

胃肠镜洗消登记

日期	患者姓名	内镜编号	清洗时间	消毒时间	签名

（李雪荣，宋亚华）

附　录

附录一　结肠镜检查知情同意书

大肠镜检查知情同意书

患者姓名：　　性别：　　年龄：　　科别：　　病区床号：　　住院号：

大肠镜检查过程中、检查结束后有可能出现的并发症和意外情况：

    1.腹部憋胀、疼痛；

    2.消化道穿孔、出血，严重时需要手术治疗；

    3.内镜嵌顿；

    4.不能耐受导致检查失败；

    5.加重或导致原发病恶化；

    6.并发感染；

    7.诱发心绞痛或心肌梗死、心律失常，甚至呼吸、心脏骤停，危及生命；

    8.诱发脑血管意外；

    9.根据病情决定是否取活检进行相关检查；

    10.所取活检组织没有取到病变组织，有可能误诊或漏诊；

    11.检查后诊断仍不能明确，需再次检查；

    12.有因并发症而需要手术的可能。

    13.其他不可预知的意外情况；

    14.行麻醉肠镜（无痛肠镜）检查时，须有亲属陪伴，并另行签署麻醉知情同意书（告知麻醉意外，对麻醉药物发生毒性反应、过敏反应等不良反应，导致肌颤、惊厥、血压下降或升高、休克、短暂性遗忘、心律失常、心跳呼吸骤停、荨麻疹、喉头水肿、支气管痉挛、多器官功能损害、死亡等情况）。

医师签名：

年　　　月　　　日

    上述情况医生已讲明。我（患者、授权人）经过慎重考虑对可能发生的检查风险表示充分理解，愿意承担由于疾病本身或现有医疗技术所限而致的医疗意外及并发症，同意接受大肠镜检查并签字负责。

患者：

亲属：　　　　与患者关系：　　　　　　　　　　　　　　年　　　月　　　日

附录二　结肠镜下治疗知情同意书

大肠镜治疗知情同意书

患者姓名：　　性别：　　年龄：　　科别：　　病区床号：　　住院号：
拟行治疗名称：

大肠镜治疗须有亲属陪伴，术中、术后可能出现的并发症和意外情况：

1.术后腹部憋胀、疼痛；

2.并发感染；

3.术后肠梗阻；

4.透壁烧伤综合征；

5.消化道穿孔、出血，严重时需外科手术治疗；

6.支架放置失败或术后支架移位；

7.支架嵌顿；

8.术中息肉一次无法彻底切除，有可能复发；

8.术后病理报告息肉癌变，需外科手术治疗；

9.诱发脑血管意外；

10.诱发心绞痛或心肌梗死、心律失常、呼吸心脏骤停，甚至死亡；

11.加重或导致原发病恶化；

12.因处理并发症有需外科手术治疗的可能。

13.其他不可预知的意外。

14.行麻醉肠镜（无痛肠镜）治疗时，须另行签署麻醉知情同意书（告知麻醉意外，对麻醉药物发生毒性反应、过敏反应等不良反应，导致肌颤、惊厥、血压下降或升高、休克、短暂性遗忘、心律失常、心跳呼吸骤停、荨麻疹、喉头水肿、支气管痉挛、多器官功能损害、死亡等情况）。

医师签名：

年　　月　　日

上述情况医生已讲明。我（患者、授权人）经过慎重考虑对可能发生的内镜治疗风险表示充分理解，愿意承担由于疾病本身或现有医疗技术所限而致的医疗意外及并发症，同意接受大肠镜治疗并签字负责。

患者：

亲属：　　　　与患者关系：　　　　　　　　年　　月　　日